PSICOANALISI E PSICHIATRIA DINAMICA

Gianluigi Passaro

IL DISEGNO NARRATIVO CONDIVISO

Disegnare e raccontare nella psicoterapia con i bambini

ARMANDO
EDITORE

PASSARO, Gianluigi
Il Disegno Narrativo Condiviso. Disegnare e raccontare nella psicoterapia con i bambini ;
Pref. di Stefania Baldassari
Roma : Armando, © 2017
192 p. ; 21 cm. (Psicoanalisi e psichiatria dinamica)

ISBN: 978-88-6992-231-2

1. Disegnare e raccontare insieme in terapia
2. Esempi clinici
3. Disegno Narrativo con bambini e genitori

CDD 100

Piazza della Radio, 14 - 00146 Roma
Direzione - Ufficio Stampa 06/5894525
Direzione editoriale e Redazione 06/5817245
Amministrazione - Ufficio Abbonamenti 06/5806420
Fax 06/5818564
Internet: http://www.armando.it
E-Mail: redazione@armando.it ; segreteria@armando.it

14-01-058

Sommario

Prefazione

Stefania Baldassari

E quindi uscimmo a riveder le stelle
(Inferno XXXIV, 139)

La matrice epistemologica-culturale in cui affondano le radici del "Disegno Narrativo Condiviso" proposto da Gianluigi Passaro, è quella del vasto patrimonio di conoscenze teoriche e metodologiche offerto dalla psicoanalisi, dalla psicologia analitica e della gestalt, dal mito e dalla fiaba, dall'arte e dalla letteratura. In particolare, la tecnica proposta dall'Autore si rifà in ambito psicodinamico a quella dello Scarabocchio di Winnicott e in ambito artistico-letterario al gioco surrealista dei *cadaveri squisiti.* In entrambe queste tecniche di gioco i partecipanti a turno creano e disegnano una storia, che emerge progressivamente sul foglio quale frutto vivo dell'inconscio dei narratori.

Il lettore non si aspetti di affrontare un testo teorico ed accademico. Per espressa volontà del suo autore, infatti, il desiderio principale è quello di "rendere partecipe il lettore del mio mondo interno e del mio modo di essere in terapia così da rendere l'attività solitaria della scrittura un'opera a due che riguarda la coppia narrativa scrittore-lettore".

Il testo è un invito a immaginare, giocare e mettersi in gioco. Nel percorso terapeutico, come nella vita, l'intersoggettività è un'esperienza ineliminabile, non si può che essere insieme, generando un'area intermedia frutto inedito e creativo dell'incontro dell'unicità di ciascuno. È in questo spazio intimo e condiviso, giocato insieme, mossi dal desiderio autentico e profondo di ascoltare e incontrare l'altro, che avviene la cura. "Quia cor urat", guardando e ascoltando con premura, come ci insegna la ricca etimologia del termine cura.

Lontani dall'idea del disturbo psichico da etichettare e risolvere a tutti i costi, come ci dice Jung in *Psicoterapia e cura d'anime*, non dobbiamo cercare di liberarci di una nevrosi, ma piuttosto fare esperienza di quello che ci insegna.

Le conoscenze teoriche diventano nella stanza della terapia esperienza viva, permettendo all'Autore di scrivere un testo che propone in modo stimolante ed originale l'utilizzo di uno strumento noto da sempre nel lavoro terapeutico con i bambini e non solo: il disegno. Quest'ultimo è una delle forme espressive più antiche utilizzate dall'umanità, proiezione sociale e individuale attraverso la quale guardare, guardarsi e riconoscersi. Particolarmente amato dai bambini, il disegno è un amico spontaneo di quest'ultimi che, come ci ricorda Gianluigi Passaro "sono ricchi di storia anche se hanno poco passato". Nella vita come nella terapia, li accompagnano i loro familiari. L'Autore li accoglie non tanto per capire, risolvere, guarire ma per far emergere ed attingerere insieme a possibilità e risorse.

L'immagine, l'immaginare e il raccontare, centrali per lo sviluppo e il divenire della vita psichica, dominano la scena. È un piccolo paziente a guidare Gianluigi nella creazione di quello che solo successivamente chiamerà Disegno Narrativo Condiviso. "Quando cominciò a disegnare punti su un foglio per poi cercarvi dei numeri (raccontandomi che giocava così durante la ricreazione a scuola, mentre i compagni stavano insieme in giro per la classe e lui si isolava restando al banco) cominciai a tracciarne anche io e a seguirlo nel gioco (…) Un gioco solitario, che lo isolava dagli altri per proteggerlo, stava diventando lo strumento per raccontare cosa sentisse; un gioco, ora, giocato in due".

L'Autore prima si fida ed affida al suo paziente, lo segue, poi coglie ed aggiunge significati aprendosi al patrimonio personale e collettivo…e i punti diventano stelle… in cui riconoscere costellazioni… che raccontano miti… Mi unisco al gioco e gli ultimi versi dell'Inferno, uniti alla splendida illustrazione che ne fece il Dorè, entrano nel campo…

Vivendo possiamo perdere il senso della nostra esistenza, smarrire "la diritta via" e ritrovarci, come dice il sommo poeta, "in una selva oscura" dove dominano il dolore e la confusione. I sintomi che spesso accompagnano la sofferenza e lo smarrimento, l'inferno in cui ci sentiamo scaraventati e che dobbiamo attraversare, non sono solo la rappresentazione di ciò che non và, la pena generata dalle nostre mancanze, ma contengono e narrano bisogni e risorse, possibilità trasformative per facilitare la ripresa del romanzo personale. Perché la meta, come ci dice e ci ripete Dante, sono le stelle, quel "libro lasciato aperto ad avvolgere il mondo... (che) si accende ogni notte proiettando sulle nostre teste immagini e racconti di uomini, eroi e divinità". La meta è la ripresa della capacità immaginativa a raccontare e raccontarsi la propria esistenza; sentirsi capaci di stare nel mondo. Per farlo non possiamo essere soli e anche Dante è accompagnato nelle tappe più perigliose del suo viaggio da Virgilio. Quest'ultimo è una delle anime del limbo, una delle anime contemporaneamente condannate a restare ma anche capace di stare tra "color che son sospesi". Il suo compito, come per il terapeuta, è quello, proprio accettando di restare sospeso tra rischio e possibilità, di favorire la trasformazione nel momento più delicato e pericoloso al fine – deo concedente – di non perdersi durante le tappe più rischiose del processo...

Sospensione, ponte, tramite... Arriva Hermes, il messaggero degli dei. Il dio con in mano il caduceo aveva il compito di fare da tramite, aiutare gli uomini a comprendere il pensiero divino, a definire l'indefinibile. Hermes è il punto di giunzione tra il rappresentabile e l'irrappresentabile, matrice del pensiero simbolico e creativo, lo psicopompo, "l'epistemologo del simbolo" per dirla alla Paul Ricoeur...

Potremmo andare avanti a lungo, ma ora tocca a te lettore tessere nuove storie e ulteriori legami... ti lascio a questo libro "figlio di Hermes". Un libro che a mio avviso và a pieno titolo ad aggiungersi a quelli che si interessano degli sconfinati orizzonti di senso dell'interiorità e che da questo interesse traggono insegnamento per la pratica clinica. Una pratica non improntata a capire, dare significati e risolvere ma alla continua ricerca di nuovi orizzonti di senso capaci di aiutare a vivere, a uscire a riveder le stelle.

Introduzione

Le storie accadono a chi le sa raccontare
(Henry James)

Siamo le storie che ci sono accadute, ma diventiamo le storie che raccontiamo.

Le storie (i nostri racconti personali), la capacità di inventarne e raccontarle, sono un bisogno naturale e compulsivo dell'essere umano; non possiamo fare a meno di raccontare e dare senso a ciò che accade. Forse l'essenza stessa delle facoltà cognitive ed emotive, che fanno di un essere umano un uomo, è la capacità di aver a che fare con delle storie.

Raccontare e pensare alla nostra vita come ad un unico, lungo racconto, come ad una narrazione dotata di significato e continuità, ci permette di godere un senso di identità e unicità. Ciascuno può guardarsi indietro, considerando gli anni passati e le fasi della propria vita, e trovare una personale punteggiatura degli eventi. Possiamo dividere la nostra storia seguendo dei cicli (il periodo delle elementari o del liceo, l'infanzia, quando ero piccolo e abitavamo nella vecchia casa ecc.), oppure trovare dei momenti decisivi, che ci hanno segnati profondamente e fanno sentire ancora la loro presenza o lo hanno fatto per tanto tempo: un viaggio, ad esempio, una malattia, la nascita di un figlio, un lutto, un amore.

Nella nostra storia, a volte, arrivano difficoltà e problemi, con noi stessi o con gli altri, cui non riusciamo a far fronte. In questi casi, il nostro racconto può perdere speranza e forza, l'orizzonte degli eventi diviene più angusto e non riusciamo a guardare fiduciosi al futuro. A volte, non consideriamo nemmeno l'idea e l'esistenza di un futuro e restiamo costretti nel dolore e nei sintomi che ci legano al passato o ad un presente in cui ci sentiamo impotenti, senza energie e capacità.

È in questi casi che il sintomo, la malattia e il disagio psicologico prendono la nostra voce e cominciano a raccontare. Prestare loro ascolto è una delle possibilità che abbiamo per ripartire e riprendere le fila del nostro avvenire. La psicoterapia può rappresentare questa possibilità. Dietro un sintomo che grida ci sono bisogni e risorse che sussurrano, una voce più intima dell'anima che chiede di essere ascoltata. Dall'unione di queste due voci (le difficoltà e le risorse) può ripartire, intero, il nostro racconto.

La capacità della psicoterapia di guarire, sostiene il filosofo e psicologo James Hillman, dipende dalla possibilità di continuare a *ri-raccontarsi*. Secondo Hillman, ciò che rende ogni psicoterapia capace di guarire è la percezione *immaginale* di se stessa, "quell'orecchio rivolto a ciò che sta facendo, dicendo, scrivendo" (Hillman, 1984, pagina VI).

Seguendo queste idee (il sintomo come comunicazione e risorsa; la capacità di raccontare la propria storia ricreandone significati e prospettive; la possibilità di attingere a un Sé storico e narrativo), è possibile ritrovare il sentiero tracciato dalla psichiatria dinamica, dalla psicoanalisi e dalla psicoterapia nel corso dei decenni. La storia del movimento psicoanalitico, e delle discipline che da diversi punti di vista hanno avvicinato il disagio e la sofferenza attraverso la parola e la narrazione, è un vero e proprio *romanzo*, con personaggi straordinari, trame, aneddoti, storie e teorie. *Talking cure*, cura parlata, è il nome che Anna O (paziente tra i più celebri nella storia della psicoanalisi) diede al dialogo terapeutico con il dottor Joseph Breuer agli albori della ricerca psicoanalitica. Gli stessi Freud e Breuer, negli *Studi sull'Isteria*, scrissero che "l'isterico soffrirebbe per lo più di reminiscenze". La storia della psicoanalisi e della cura della psiche, dunque, sembra non poter prescindere dal raccontarsi, dal prendere il passato (le reminiscenze) e renderlo attuale: portarlo nel tempo della terapia. Questo movimento dall'allora all'ora non può fare a meno del racconto, di una voce, di uno sguardo e del corpo che parlano, di un orecchio attento che ascolti e partecipi.

Freud e Breuer si servivano dell'ipnosi per riportare alla luce l'avvenimento traumatico scatenante sollevando l'affetto corrispondente. La scomparsa del sintomo si sarebbe avuta quando il paziente avrebbe descritto nel dettaglio questo avvenimento traducendo l'affetto di allora in parole. Tuttavia, una terapia siffatta si mostrava efficace soltanto in un trattamento sintomatico; in molte circostanze, inoltre, i sintomi non scompaiono ma, semplicemente, si spostano, cambiano, diventando sintomi nuovi che raccontano le stesse sofferenze intime e le medesime comunicazioni.

Il compito della terapia, con un bambino o con un adulto, non è semplicemente far emergere una *reminiscenza* o alleviare e far sparire dei sintomi. Non è l'immagine di una memoria o la sua cronaca a guarire, ma l'affetto, l'emozione e sentimenti più profondi e duraturi che la raggiungono nel qui ed ora dell'incontro terapeutico: è la possibilità di fare di un evento un'esperienza. Gli aspetti emotivi, profondi e intimi di un paziente, capaci di favorire il cambiamento e l'ascolto di un sintomo, non risiedono nell'avvenimento del passato ma nel qui ed ora del racconto, nella stessa azione del raccontare, nella prospettiva della relazione terapeutica, nel mondo interno del paziente e nella natura della coppia terapeutica.

Un evento, un fatto, potrebbe passare lasciandoci vivere la vita come se non fosse accaduto. Ciò che diventa esperienza, invece, lascia una traccia di cui siamo o meno consapevoli. Facciamo esperienza di un evento che accade nel mondo quando questo diventa interiore, quando il nostro mondo interiore influisce su di lui in qualche modo e ci costringere a vederlo, sentirlo, pensarlo, immaginarlo. A volte, può essere un sintomo o una malattia a mutare un evento in un'esperienza.

Già Freud se ne era reso conto quando scriveva a Wilhelm Fliess, a proposito dei racconti dei pazienti, della sua difficoltà a distinguere la "realtà" dalla "finzione investita d'affetto". In quella lettera del settembre del 1897, Freud esordiva confidando di non credere più alle proprie pazienti che raccontavano di esperienze sessuali nella prima infanzia: "Non credo più ai miei *neurotica*". La finzione investita di affetto (potremmo dire più semplicemente il *ricordo*) era vista da Freud, almeno in quel momento, come un ostacolo alla cura; sarebbe dovuta essere la memoria, il fatto accaduto anni prima e la consapevolezza della sua esistenza a garantire la guarigione. Appena l'anno precedente, pubblicando *Etiologia dell'Isteria*, aveva scritto: "Affermo che alla base di ogni caso di isteria vi sono uno o più episodi di esperienza sessuale precoce della prima infanzia, episodi che il lavoro analitico è in grado di rievocare nonostante i decenni trascorsi". Anche grazie a queste pagine del romanzo della psicoanalisi, oggi sappiamo che non è la rievocazione di un evento a *curare*, ma l'emozione e la riflessione vissute e favorite dalla relazione terapeutica. Le parole *cura* e *curare* possono essere riportate all'espressione latina "quia cor urat", *ciò che scalda il cuore*, ciò che lo conforta e lo fa battere: emozione è, letteralmente, ciò che ci fa muovere.

Quando l'emozione riveste la memoria abbiamo, finalmente, un *ricordo*. Ricordare vuol dire *riportare al cuore*, alla casa simbolica dei sentimenti, delle emozioni e della vita, ed è differente dal rammentare, il *riportare alla mente*. Quando la nostra storia si veste delle emozioni sentite e risentite nel momento della terapia può accadere il cambiamento e il paziente riacquista protagonismo e prospettiva: il racconto si fa dinamo e il romanzo personale si riallaccia al futuro. Ciò accade, ovviamente, nella vita stessa di cui la terapia è uno specchio opaco. "Il paziente ha bisogno di ricordare", scrive Winnicott, ma "l'unico modo di ricordare, per il paziente, è sperimentare per la prima volta nel presente – cioè nel transfert – l'evento passato" (Winnicott, 1995, pagina 110). Ricordare in terapia, dunque, è raccontare nel qui ed ora dell'incontro *un evento passato ma non ancora sperimentato* per continuarne la ricerca nel futuro.

La capacità della terapia di guarire rimanda e si fonda sulla facoltà autocuratrice della psiche. Quest'ultima ha la possibilità biologica, acquisita con la filogenesi culturale e individuale, di mettere in campo dei processi di autocura, protezione e riparazione che le permettono di far fronte a traumi, difficoltà e malattie, mantenendo un sé unitario e coerente. Il processo di autocura (che può essere aiutato, amplificato e potenziato dalla relazione terapeutica), diviene manifesto e prende coscienza attraverso la narrazione. La mente si fonda sulla sua stessa attività narrativa. Prendersi cura delle proprie ferite vuol dire fare di ogni ferita un racconto, e di ciascun racconto una parte del romanzo personale che cresce conservando unità tematica e identità.

La psicoterapia è un incontro di storie, è uno spazio e un luogo in cui è possibile ri-raccontarsi. La guarigione accade in virtù della finzione narrativa creata dalla coppia terapeutica. La finzione narrativa si radica nei fatti della vita del paziente e diviene "vera" quanto questi. Quando la relazione terapeutica ha la possibilità di crescere, la guarigione stessa diviene finzione condivisa e i fatti rappresentati dai sintomi e dalla malattia acquistano significati buoni e nutrienti che, invece di irrigidirci nel presente o nel passato, forniscono la spinta necessaria verso il futuro. Se la mente si fonda su una base poetica e narrativa, allora è possibile guarirla attraverso la sua capacità di dare senso e significato alle storie che ci accadono, alla possibilità di crearne di nuove o di cambiare quelle già accadute.

Nella pratica clinica, durante gli incontri con bambini e adulti, con i genitori e con le tante storie ascoltate e a cui ho partecipato, ho imparato che la ricchezza di una psicoterapia e il suo potere di cambiamento sono racchiusi nella possibilità di raccontare la propria storia vestendola di nuovi significati ed equilibri. Il racconto personale ha la forza di riorganizzare il futuro, fornisce nuove opportunità e ci rende consapevoli del passato donandogli attualità e prospettiva. La capacità di una psicoterapia di guarire, dunque, risiede nella possibilità di raccontare e ri-raccontarsi; il *ri-* è, in tal senso, un rafforzativo (il racconto nel percorso terapeutico acquista maggiore forza e consapevolezza), e un ritorno su eventi e persone che possono finalmente diventare esperienza nutriente.

La storia terapeutica ci consente di entrare nella trama dei sintomi; è allora che essi scompaiono e la sofferenza si allevia. Il sintomo è un messaggero che racconta una sofferenza intima; potremmo immaginarlo come un brano del nostro racconto personale che abbandona il suo contesto e, apparentemente, perde in senso e armonia con tutto ciò che siamo e siamo stati. Quando arriva una difficoltà, la psiche può accogliere e leggere il mondo attraverso la malattia e il sintomo che diventano uno dei modi che abbiamo per rientrare nella nostra storia. Quando riusciremo a raccontare, la storia ci permetterà di entrare nel sintomo, di capirlo e dargli voce. Seguendo questa idea, il modo in cui raccontiamo la nostra storia diventa il modo in cui diamo forma alla nostra terapia e alla vita stessa.

Solo quando il sintomo torna nella trama della vita abbandona la sua funzione di messaggero di bisogni, emozioni e sentimenti: è allora che la storia riacquista coerenza e fluidità. Siamo fatti di storie. L'anima è tessuta di storie come il corpo di atomi.

Potremmo credere che soltanto un adulto abbia la capacità di pensare alla propria storia e di raccontarla seguendone trame e significati, e che un bambino, soprattutto se molto piccolo, non abbia un passato cui attingere, non possieda un'identità personale e storica che lo leghi alle relazioni quotidiane e gli permetta di vivere e gestire i rapporti con i genitori, con le altre persone significative o con gli estranei. Ovviamente, non è così: i bambini sono ricchi di storia anche se hanno poco passato. Per un adulto è facile guardare all'infanzia cercando qualcosa che appartenga già al mondo dei grandi, ma un bambino non è un piccolo uomo o una piccola donna: "Un bambino non è un adulto più basso".

Quando si incontra un bambino in terapia si ha la possibilità di avvicinare il suo mondo affettivo e di creare assieme a lui un universo ludico ricco e sofisticato partendo da qualche elemento che lui stesso porta nell'incontro. Osservarlo mentre gioca è guardare il suo mondo interno attraverso un'apertura naturale e accessibile. Il gioco è un mezzo comunicativo privilegiato per il bambino. Invece di parlare, riflettere, ricordare esplicitamente, il bambino gioca; giocando fa affiorare speranze, paure, amori, fantasie, angosce, desideri, e la propria, naturale essenza che lo distingue da ogni altro. Nel parco giochi della terapia con i bambini, le idee e le parole sono giocattoli.

Tutto ciò che facciamo con un bambino in terapia può essere ricondotto al gioco: disegnare, raccontare, leggere una fiaba, persino salutarsi all'inizio e alla fine di un incontro o porre domande sulla settimana trascorsa. Osservare un bambino che gioca può darci tantissime informazioni sulle sue difficoltà, sull'aiuto che ci chiede e sulle risorse da sfruttare e le strade da seguire. Un bambino può concentrarsi in un gioco solitario e ripetitivo non tenendo conto della presenza del terapeuta e non coinvolgendolo direttamente; può mettere in scena un gioco "onnipotente", ordinando all'adulto cosa fare e come giocare; può coinvolgere l'altro in un gioco creativo o lasciarsi guidare in un gioco da tavolo, godendo più dello svolgimento che del contenuto dell'attività ludica.

In questo libro mi concentrerò sul modo in cui il bambino gioca attraverso il disegno e l'invenzione di storie, e, particolarmente, su come bambino e terapeuta disegnano e raccontano insieme. Quando un bambino disegna descrive e racconta cose e persone, sentimenti e stati d'animo, facendo del disegno e del disegnare uno strumento di espressione della vita emotiva. Il disegno, inoltre, è per se stesso un oggetto sociale e può essere visto anche dagli altri: il bambino disegna affinché un altro possa guardare. Nell'incontro terapeutico il bambino disegna davanti all'adulto, spontaneamente o su richiesta di quest'ultimo; sa che l'altro lo osserva e il disegno diventa naturalmente un mezzo per comunicare, narrare, farsi vedere e riconoscere, informare. Il disegno diviene discorso e guardarlo sarà un modo per ascoltare il disegnatore.

La tecnica del Disegno Narrativo Condiviso, presentata in questo volume, è un disegno creato insieme, a due mani da paziente e terapeuta, e si avvicina ancora di più alla forma del discorso e della comunicazione reciproca. Il disegno diverrà una storia, e anch'essa sarà un terreno comune, intermedio, sul quale avvicinare e contattare emozioni e vissuti più stabili e profondi. Conoscere questa storia (disegnata, raccontata e scritta insieme) è un modo per conoscere il narratore.

Giocare in terapia con un bambino credo sia la strada naturale, principale e più efficace per favorirne il cambiamento e aiutarlo a superare le difficoltà. Giocare insieme consente al paziente e al terapeuta di diventare una *coppia* (il "terzo" della terapia). La coppia terapeutica avrà una propria identità, delle risorse nuove, diverse da quelle del bambino o del terapeuta presi singolarmente, e potrà guardare alla vita, agli altri, ai genitori, alle situazioni problematiche, ai sintomi e persino alla malattia, da un punto di vista differente di cui ciascuno diverrà consapevole. Come terapeuta so di essere diverso quando penso a me solo, nella stanza di terapia (magari per scrivere qualche appunto o pensare ad un incontro appena terminato), da quando gioco con un bambino, e sono ancora diverso quando gioco con bambini differenti. Ciò che cambia, sento, non è solo la mia tecnica capace, nel migliore dei casi, di adattarsi alle esigenze e alle peculiarità di ogni bambino, ma la natura della coppia terapeutica di cui, incontro dopo incontro e bambino dopo bambino, faccio parte. Ciò che la coppia è e fa in terapia, agisce su ciò che sono io come terapeuta allo stesso modo in cui agisce sul bambino.

Questo punto di vista sulla psicoterapia con i bambini è stato ben espresso dal lavoro di Donald Winnicott con i concetti di *spazio transizionale* e *area intermedia*. "La psicoterapia", scrive in *Gioco e realtà*, "ha luogo là dove si sovrappongono due aree di gioco, quella del paziente e quella del terapeuta. La psicoterapia ha a che fare con due persone che giocano insieme" (Winnicott, 2004, pagina 79). Partendo da queste intuizioni, cercherò di presentare un modo di stare in terapia assieme al paziente secondo il quale "le due aree di gioco sovrapposte" diventano una sola e inedita.

La tecnica del Disegno Narrativo Condiviso (d'ora in poi la indicherò con l'acronimo DNC; disegnando con i bambini la chiamiamo "Puntastoria") nasce da questi presupposti ed è un esempio di come la relazione terapeutica sia essenzialmente una coterapia: un processo di cura e di guarigione in cui paziente e terapeuta sono essenziali l'uno all'altro, partecipano insieme ed hanno uguale importanza. La terapia, tuttavia, non sarà affrontata soltanto dal terapeuta e dal piccolo paziente. Quando un bambino è in terapia si attua contemporaneamente una terapia familiare, anche se spesso non la si definisce in questo modo. I genitori porteranno aspettative, ansie e paure, le proprie esperienze di vita, le risorse per il cambiamento del bambino e per la loro crescita come genitori e individui. La relazione affettiva con il terapeuta, a volte di affidamento e fiducia, a volte di sfida e oppositiva, entrerà a far parte della cornice della terapia e contribuirà a guardare le relazioni familiari e il mondo intimo di ciascuno da altri possibili punti di vista. In questo modo, la terapia del bambino diventa una terapia attraverso il bambino permettendo a quest'ultimo di aumentare le capacità simboliche e ai genitori di migliorare le capacità riflessive sui bisogni emotivi del figlio. L'incontro con un bambino è sempre l'incontro con una famiglia, e il bambino ha da sempre un'infanzia da interiorizzare nel difficile compito di diventare grande, l'infanzia dei suoi genitori. È indispensabile, dunque, che questi sentano di partecipare attivamente al percorso terapeutico del figlio, anche se di solito non entrano nella stanza di terapia o lo fanno solo periodicamente.

Il DNC è una tecnica grafico-narrativa che vede impegnati contemporaneamente bambino e terapeuta. Il disegno comincia tracciando su un foglio una serie di punti casuali (alcuni saranno del terapeuta, alcuni del bambino); successivamente, e ancora nello stesso tempo, la coppia terapeutica unisce tutti i punti con delle linee creando delle figure geometriche chiuse; infine, in ogni parte del disegno, a turno, ciascuno cerca con la propria fantasia degli oggetti e dei personaggi, o parti di essi. Quando tutti gli spazi sono sostituiti con dei disegni, paziente e terapeuta possono colorare insieme. Dopo aver disegnato e colorato, il bambino inventa una storia in cui siano presenti tutti gli oggetti e i personaggi del disegno appena terminato, mentre il terapeuta la trascrive su un secondo foglio.

Nelle pagine che seguiranno, cercherò di illustrare la tecnica del DNC descrivendone i dettagli pratici e lo sfondo teorico, le informazioni che può fornire in una fase di valutazione clinica, all'inizio di un percorso terapeutico, o lungo la terapia cercando il filo dei disegni e delle storie, il modo in cui descrive lo scenario attuale del bambino, le sue difficoltà, le risorse e le prospettive. In altre parole, proprio come se lavorassimo con dei sogni, è possibile concentrarsi su un solo disegno oppure sulla loro sequenza, sul filo che creano e seguono con il procedere della terapia.

Riflettendo sui disegni dei piccoli pazienti, mi sono reso conto che le loro narrazioni seguivano la struttura tipica del sogno e della fiaba. Come in un sogno, è possibile individuare ciò che preoccupa e mette ansia al bambino e, allo stesso tempo, la soluzione al problema o la sua risorsa intima. La storia creata sembra indicare la via che la coppia terapeutica potrà seguire per migliorare la situazione attuale e dar voce e consapevolezza a paure e angosce. La proiettività del disegno e del racconto muove dall'inconscio del bambino e del terapeuta: nella fase in cui i due disegnano insieme, trovano personaggi e oggetti che sono ancora senza storia e senza contesto, i loro inconsci personali comunicano fino a trovarsi nello spazio del foglio per essere portati nella struttura narrativa archetipica della fiaba e del racconto fantastico. Il passaggio dagli inconsci personali all'inconscio condiviso (disegnato e raccontato) e all'inconscio collettivo (che si affaccia nella struttura tipica e nei personaggi della fiaba che si sta creando) avviene in modo naturale e spontaneo.

Il racconto creato dal bambino rispecchia, in genere, lo schema della fiaba presentando una situazione iniziale (spesso quieta e in equilibrio), un avvenimento che cambia le cose e muove all'azione, e le vicende e gli sforzi dei personaggi che cercano di guadagnare un nuovo e migliore equilibrio (Propp, 1928).

Presentando la tecnica del DNC e un approccio clinico con i bambini e con i genitori basato sulla coterapia, faccio riferimento a due diverse nature del concetto di *intimità*: un'intimità personale e un'intimità della relazione, che si sovrappongono, più o meno comodamente, ai costrutti clinici solidi e dalla lunga storia di transfert e controtransfert. Il transfert del paziente e il transfert del terapeuta (il controtransfert) si uniscono per creare l'intimità della relazione terapeutica, che potremmo definire cotransfert. Guardando alla terapia da questa prospettiva, ciascun partecipante (terapeuta, bambino e genitori) porta nell'incontro la propria intimità (*la parte più interna di se stesso*, con contenuti consci e inconsci, comunicati o inespressi) per creare un'altra intimità che nasce solo assieme all'altro. Quest'ultima si riferisce, dunque, ad una costruzione intersoggettiva inconscia generata dalla coppia terapeutica e non al transfert e al controtransfert come entità separate e individuali che nascono l'una in risposta all'altra. Pensare un unico sostantivo, *intimità*, per riferirsi ad un costrutto individuale e ad un costrutto di insieme, offre la possibilità di cogliere la natura comune della coppia terapeutica, del terapeuta e del paziente. Ciascuna di queste tre parti è creatrice e creatura delle altre: paziente e terapeuta creeranno la coppia terapeutica, ma questi, in quanto tali, saranno creati soltanto nell'atto creativo che dà origine alla coppia e alla sua intimità. Alla coppia terapeutica sarà concesso percorrere un certo cammino oltre il punto dove paziente e terapeuta, individualmente, già sono.

Cercherò di spiegare meglio questo concetto servendomi di un'immagine che accompagna tutti i miei incontri con i bambini. Nella mia stanza di terapia è appesa alla parete la stampa di un quadro di Marc Chagall, *Gli amanti sopra la città*. In quest'opera l'artista ritrae una coppia di amanti (è l'artista stesso con Bella Rosenfeld, la donna che ha amato e ha ispirato molte sue opere), stretti in un abbraccio, mentre volano sopra un villaggio di piccole case di legno, con tetti e pareti dai colori tenui. L'atmosfera del dipinto è nostalgica, onirica e fiabesca come tante opere di Chagall con paesaggi che ricordano Vitebsk, il villaggio della sua infanzia (luogo lontano nel ricordo e denso di affetti), e la sua amata Bella. Le due figure in volo potrebbero rappresentare l'intimità della relazione: Marc e Bella sono innamorati, sono l'uno per l'altra, volano magicamente in virtù della forza che ciascuno infonde all'altro; sono diventati qualcosa di più e di diverso dalla somma delle singole individualità: il legame tra paziente e terapeuta richiama questa intimità che diviene lo spazio intermedio e comune in cui ha luogo il cambiamento.

Il villaggio sotto di loro appare disabitato: ci sono soltanto case, vie e staccionate a separarle. L'attenzione dello spettatore è inevitabilmente catturata dalle due figure in volo che occupano gran parte della superficie del dipinto. Eppure, in primo piano, al riparo da una delle staccionate, Chagall ritrae un uomo che, piegato sulle ginocchia e con i calzoni abbassati, sta defecando. Gli abitanti del villaggio non potrebbero vederlo, l'uomo è nascosto: soltanto noi possiamo "spiarlo"; solo allo spettatore è dato entrare nella sua intimità.

Quando la terapeuta con cui divido lo studio aveva scoperto questo dettaglio, ne era rimasta perplessa e imbarazzata: quell'uomo sembrava stonare in un'opera così poetica e romantica. Ricordo noi due che osserviamo il quadro appena appeso alla parete e cerchiamo di venire a capo di quella presenza: "Cosa avrà voluto comunicare Chagall?", ci interrogavamo, "Nell'originale sarà davvero presente?", "Forse dovremmo tagliare la parte inferiore della tela e lasciare il villaggio e gli amanti!". Alla fine, un po' perplessi e un po' divertiti, abbiamo lasciato questa immagine intatta ad occupare quasi interamente la parete più grande della stanza dei giochi.

Dopo tempo, senza apparentemente cercarne il senso, sono riuscito a dare significato e racconto al dipinto; di sicuro le tante terapie assieme mi hanno aiutato.

Penso che Chagall avesse desiderato ritrarre i due aspetti dell'intimità: quella propria dell'amore e della relazione (gli amanti), e quella individuale (che potremmo indicare, come esempio, nella nudità fisica o nell'atto di lavarsi o andare in bagno: è l'intimità che per esistere non chiede relazione, ma una dimensione chiusa e privata).

Nella relazione terapeutica queste intimità sono entrambe presenti. L'intimità individuale, quella del terapeuta o del paziente (i loro transfert), spesso inconscia, chiusa e inespressa, serve alla coppia terapeutica per creare l'intimità della relazione in cui tutto viene unito e condiviso. L'intimità della coppia terapeutica sarà percepita da paziente e terapeuta in modo differente (non sarà un'esperienza identica per entrambi) perché vissuta attraverso le rispettive personalità. Da individui con il proprio racconto personale diventiamo una coppia che crea un nuovo racconto e ritesse i fili delle rispettive storie. La storia del paziente sarà ovviamente sotto i riflettori; è di lei che ci occupiamo; lei sarà protagonista degli incontri; ma anche quella del terapeuta parteciperà e verrà inevitabilmente cambiata e arricchita, pur restando discreta, sullo sfondo. Ascoltare una storia è sia abitare nella vita dell'altro, sia ospitarlo nel cuore della propria.

La psicoterapia è uno spazio intermedio tra paziente e terapeuta in cui la storia terapeutica è creata e raccontata a due voci. L'intimità della coppia terapeutica (lo spazio intermedio della terapia), richiama il concetto di terzo analitico intersoggettivo di Thomas Ogden (Ogden, 1999, 2003), e la descrizione che Winnicott dà dell'oggetto transizionale come di "un oggetto a metà strada tra ogni cosa", nello stesso tempo soggettivo e oggettivo, ai confini tra l'interno e l'esterno, che non è parte del bambino e non è parte del mondo, ma l'una e l'altra cosa (Winnicott, 1992).

Disegnare e raccontare insieme, sullo stesso foglio e contemporaneamente (proprio come fosse un dialogo con le sue prese di turno, sovrapposizioni, chiarimenti ed equivoci), è l'esempio di un modo generale di stare in terapia in cui le individualità vanno a formare una coppia.

Questi concetti saranno approfonditi nella prima parte del volume che presenterà lo sfondo teorico di riferimento del DNC, la descrizione della tecnica e del modo in cui la uso. Nella seconda parte del lavoro saranno presentate alcune storie cliniche.

Nella parte teorica spiegherò cos'è il DNC, come e quando lo propongo ai piccoli pazienti, come procedo, di quali materiali mi servo e quanto tempo occorre. Mi soffermerò sugli scopi e su cosa possa raccontare del bambino, del suo mondo interno, familiare, amicale e della relazione terapeutica. Accennerò agli antecedenti che hanno ispirato il DNC nel mito: le costellazioni e i catasterismi; nell'arte: i *cadaveri squisiti* dei pittori surrealisti; e nella clinica: il gioco dello Scarabocchio di Donald Winnicott (Winnicott, 1971a). Porrò un'attenzione particolare al concetto di identificazione proiettiva nel DNC e analizzerò i significati delle sue regole di esecuzione riconducendoli ai concetti di *cornice*, *contesto* e *contenimento* della relazione terapeutica.

Nella seconda parte illustrerò due storie cliniche servendomi della serie di Puntastorie create da ciascun bambino nel corso della terapia. Nel terzo capitolo racconterò la storia terapeutica di Achille, un bambino giunto in consultazione a dieci anni per una grave fobia scolare e perché, riferiscono i genitori, è "molto chiuso, soprattutto con i compagni di classe e i pochi amici della scuola calcio. Ogni novità sembra spaventarlo più di quanto ci si potrebbe aspettare". Vedremo come le Puntastorie create nei due anni del percorso terapeutico abbiano contribuito all'emergere del suo spazio intimo, di risorse personali e relazionali, grazie ai personaggi, alle emozioni, alle storie disegnate e raccontate.

Nel quarto capitolo racconterò la storia di Piero, un bambino conosciuto quando aveva otto anni e che ho accompagnato fino agli undici. Piero vive sin dalla nascita con i nonni materni, affiancati dai Servizi Sociali e da un'educatrice che incontra due volte a settimana. La madre, che ha gravi problemi di alcolismo, non vive con lui e non è in grado di prendersene cura. Il padre ha subito diverse condanne penali (risse, furti e spaccio di sostanze stupefacenti) e, attualmente, è agli arresti. Sin dall'inizio della scuola elementare Piero ha mostrato un comportamento difficile da gestire. È descritto dagli insegnanti come "irrequieto e iperattivo", crea difficoltà con gli altri alunni, disturba le lezioni e spesso aggredisce fisicamente gli altri bambini o ruba loro quaderni e oggetti. Anche a casa, con i nonni e la bisnonna, Piero presenta un comportamento "agitato e provocatorio": non è ubbidiente, ruba piccoli oggetti e soldi, grida e sputa sui nonni quando cercano di farsi ubbidire o lo rimproverano.

Raccontando la storia terapeutica di Piero attraverso le Puntastorie conosceremo il suo mondo intimo, la fragilità e l'insicurezza che prova e la nostalgia per l'amicizia e l'amore dei genitori e degli amici che sente di non avere. Lo comprenderemo quando, spaventato dall'idea che gli altri possano considerarlo un bambino cattivo, si comporta come tale. Attraverso i disegni e le storie di amicizia e dispetti (tutte le sue Puntastorie si intitolano "Amicizia" e raccontano legami difficili e instabili) vedremo come Piero riuscirà a parlare del suo rapporto con gli altri e dell'affetto che desidera e cerca.

Nell'ultimo capitolo saranno descritte due consultazioni terapeutiche (Agnese e Valerio) attraverso Disegni Narrativi Condivisi realizzati dalla coppia bambino/terapeuta e altri dal gruppo bambino/madre/terapeuta.

Quando una coppia genitore/bambino (una famiglia o un piccolo gruppo) realizza un DNC è possibile osservarne le dinamiche relazionali, le prese di turno, il modo in cui il mondo intimo di ciascuno incontra quello dell'altro, e lavorare, dal qui ed ora della terapia, con le difficoltà, le risorse e i nodi affettivi, intimi e relazionali di ognuno, della diade genitore/bambino e della triade che comprende anche il terapeuta. Passandosi colori e suggerimenti, cambiando posizione con gli altri per essere più comodi nel disegnare, aspettando il proprio turno nel racconto o ascoltando il pezzo di storia inventato da un altro, ciascuno diventa parte di un insieme più ampio, che lo comprende come una parte essenziale. Come accade alla coppia terapeutica impegnata in una Puntastoria, l'anima della triade genitore/bambino/terapeuta diventa qualcosa di più e di diverso dall'insieme dei singoli partecipanti.

Naturalmente, nei percorsi terapeutici presentati sono contenuti svariati livelli di significato e diverse esperienze che non menzionerò nella mia discussione, o lo farò soltanto accennandovi. Non è mia intenzione proporre una descrizione esaustiva di queste terapie (salvo che sia possibile esaurire la ricchezza di un incontro terapeutico raccontando e spiegando). Ciò che desidero offrire è un'idea dell'uso del DNC nella psicoterapia con i bambini e le loro famiglie, e della possibilità, attraverso questa tecnica, di facilitare il flusso reciproco di riflessioni, proiezioni, interpretazioni, immaginazione, ascolto e rêverie di terapeuta e bambino come componente fondamentale della psicoterapia.

Desidero ringraziare i colleghi dell'Area Intervento Età Evolutiva dell'Opera don Calabria di Roma e il dottor Damiano Biondi per il continuo confronto clinico che ha permesso la nascita del DNC, la dottoressa Stefania Baldassari per la bella presentazione e gli stimoli che sempre apre in me, e la dottoressa Elena Catino per l'incoraggiamento a pubblicare le mie idee e per il sostegno e i suggerimenti donati con passione e generosità.

Verso i piccoli pazienti che hanno giocato, raccontato e disegnato con me, ho un debito particolarmente ingente: a questi bambini, *inventori del possibile*, va il mio affetto e la mia riconoscenza.

Parte prima

DISEGNARE E RACCONTARE INSIEME IN TERAPIA

Capitolo primo

Il Disegno Narrativo Condiviso

Attraverso il disegno il bambino può rielaborare i dati della realtà e le informazioni che apprende dal mondo esterno. Da quando impara che può lasciare una traccia di sé per mezzo di una matita su un foglio, comincia a proiettare nel mondo esterno ciò che sente: non sarà subito importante il contenuto dei disegni (e non lo è sempre), ma avrà grande rilevanza la possibilità di tradurre gesti, eccitazione, volontà e tensioni muscolari in qualcosa che sente appartenergli e che lascia fuori un segno persistente. Anche se, inizialmente, il bambino cerca di lasciare dei segni su un foglio, o su una qualsiasi superficie (come i mobili di casa!), col solo piacere del gesto e del movimento, dai due anni e mezzo circa la sua attività grafica lo porterà a rappresentare vissuti e sensazioni. A questa età, ciò che era una semplice traccia grafica, capace di conservare la memoria di un gesto, diventa disegno.

Il disegno è un oggetto sociale, è fatto per essere guardato dal bambino e visto dagli altri ed è una delle prime proiezioni del mondo interno per i genitori e gli altri in generale. Il pianto e la voce sono tracce effimere, svaniscono quasi nello stesso istante in cui sono emessi, spesso (soprattutto per il pianto) l'emotività è così intensa che il bambino non ha la possibilità di partecipare come spettatore. Il disegno, invece, fin dagli scarabocchi, persiste nel tempo e resta a disposizione per essere osservato anche dopo la sua realizzazione. Il bambino, osservando un suo disegno, ha la possibilità di guardare una sorta di duplicato del proprio sé, un prodotto personale e riconoscibile che ne sottolinea la capacità emotiva e di azione.

Oltre a rappresentare una naturale modalità di maturazione, di espressione e comunicazione con gli altri, il disegno, per le sue capacità creative e proiettive, è un efficace strumento terapeutico. Disegnando, il bambino può approfondire la relazione con il terapeuta e mostrare parti intime con una forma di linguaggio per lui più efficace e fruibile della parola.

Il disegno nella psicoterapia con i bambini affonda radici in casi esemplari divenuti capitoli fondamentali del romanzo della psicoanalisi. Il primo di questi pazienti celebri è il piccolo Hans, raccontato da Freud nel 1908, che aggiunge il "fapipì" ad una giraffa disegnata dal padre. Dopo il piccolo Hans (che potremmo considerare l'*Iliade* dei resoconti clinici sull'infanzia per l'importanza che ha esercitato nella storia della psicoanalisi e per essere il primo resoconto clinico esteso che riguardi un bambino), potremmo pensare all'analisi di Richard, un bambino di dieci anni che Melanie Klein incontra in novantatré sedute analitiche nel 1941, nel mezzo della guerra mondiale. I disegni di aerei da guerra, carri armati, bombardamenti e sommergibili danno la possibilità di concentrare l'attenzione di Richard sulle sue fantasie inconsce viste in una prospettiva dinamica, ad esempio il rapporto del bambino con i genitori, e non solo sull'analisi dei suoi impulsi difensivi (Melanie Klein, 1961). Infine, non posso non citare i trecento scarabocchi presentati da Winnicott nello straordinario libro *Colloqui terapeutici con i bambini* (1971a). Nella tecnica dello Scarabocchio, l'autore presenta un modo di stare in terapia che presuppone al centro della scena la coppia terapeutica. Il disegno a cui paziente e terapeuta danno vita, animandolo di fantasie e interpretazioni, è, in queste storie esemplari, un campo condiviso capace di inventare brevi racconti legati alla storia e ai sintomi del bambino.

Attraverso il percorso ideale tracciato da questi autori e dal modo in cui hanno usato il disegno dei bambini in relazione alle proprie teorie, è possibile seguire un filo che parte da un lavoro di osservazione e analisi dei contenuti del bambino per arrivare alla considerazione del contenitore della relazione terapeutica (la coppia stessa). Il setting della terapia non è più esterno ma creato sul foglio da disegno dalle proiezioni e dalla comprensione reciproca di bambino e terapeuta. Sappiamo, ancora, che Freud ha incontrato Hans una sola volta e che l'analisi del bambino è stata condotta dal padre. Oggi diremmo che Freud ha seguito questo caso come supervisore. Melanie Klein, come Freud, è ancora centrata sui contenuti del paziente, ma l'analisi è condotta con incontri fitti (cinque a settimana) e partecipi; il disegno è visto come un'apertura privilegiata sul mondo interno di Richard e capace di facilitarne consapevolezza e cambiamento. Winnicott, con semplicità e chiarezza, gioca assieme al bambino, si pone in relazione simmetrica con lui, dialoga con i piccoli disegnatori usando gli stessi strumenti (carta e matita) e non teme di mostrare le sue linee e immagini. Bambino e terapeuta modificano gli scarabocchi, partono dalle linee tracciate dall'altro e creano qualcosa di nuovo; aggiungono, di volta in volta, un filo personale. Dopo il gioco creato assieme e paritario, Winnicott entra nel mondo interno del bambino con domande e interpretazioni. Nel qui ed ora la relazione acquista verticalità e permette alla coppia di toccare, portando alla luce, contenuti intimi e importanti.

Il DNC segue la scia e l'insegnamento dello Scarabocchio di Winnicott cercando il funzionamento mentale della coppia terapeutica nel qui ed ora della creazione del disegno. Come vedremo nelle prossime pagine, il lavoro con il DNC è meno libero di quello con lo Scarabocchio. Mentre la tecnica proposta da Winnicott lascia al bambino la possibilità di proiettare fantasie e immagini sul foglio senza alcuna regola formale, la Puntastoria presuppone uno spazio contenitivo, che lascia libertà di espressione e di invenzione al bambino, ma chiede alcune regole; d'altra parte, queste possono essere rispettate o disattese: nel campo della terapia tutto deve avere la possibilità di accadere ed è realmente terapeutico ciò che accade.

L'ascolto del terapeuta dovrà essere rispettoso e attento, capace di cogliere le sfumature emotive e relazionali che consentono al bambino di sfruttare le poche regole del gioco/disegno, di evitarle o aggirarle. In un disegno creato insieme ci si può "mettere in gioco", e le parole, le regole, il contenimento, le idee e, infine, le immagini e le storie che queste illustrano, sono e diventano giocattoli. La possibilità di giocare insieme è la vera risorsa terapeutica. Questi giocattoli terapeutici sono così potenti perché insaturi: non possono essere ridotti ad unità elementari né essere spiegati completamente. La preziosità dei disegni che nascono sul foglio e della loro storia sta nel fatto che ogni bambino può riempirli di emozioni, attribuire loro significati differenti, popolarli di paure e angosce ancora non pensabili, e condividere tutto in una relazione paritaria ma, per sua natura, asimmetrica: il bambino in terapia sa di aver a che fare con un dottore che gioca con i bambini, che li aiuta raccontando storie, ascoltando e giocando. Tutto ciò è necessario per creare il clima favorevole alla relazione terapeutica, un legame che nasce come curativo fin dai suoi intenti e dalle richieste espresse e implicite di bambini e genitori.

L'affettività tra i due narratori/disegnatori si trasporterà nella trama del gioco e del racconto inventato. Si vorrà bene alla storia che nasce poco a poco, e ci si stupirà di essere scrittori bravi e competenti. Creare storie affascina e vedere un proprio oggetto affettivo, carico del piacere e della giocosità del fare insieme con un adulto significativo, rende al bambino la sensazione di essere bravo e pienamente inserito nella relazione. In questo modo, l'affettività partita dalla coppia terapeutica passa nei disegni e nella storia inventata, letta e raccontata, per ritornare arricchita e diversa al bambino e al terapeuta. Frequentemente accade che i

bambini, pieni di questa affettività, chiedano, al termine dell'incontro, di leggere la storia ai genitori. Così, la cornice dell'esperienza appena conclusa si allarga per incontrare e coinvolgere la famiglia che entrerà ad arricchire e completare l'affettività del sistema terapeutico. Esso (composto dal terapeuta, dal bambino, dai suoi genitori e dal mondo fantasmatico e relazionale di ciascuno) diventerà un organismo funzionale con proprie difese, risorse e un carattere riconoscibile. Il terapeuta dovrà restare in ascolto e capire quali siano le qualità del sistema per non correre il rischio di partecipare alla terapia arroccato nella propria individualità. Credo non si possa stare in terapia con un bambino essendo soltanto, o semplicemente, se stessi, conoscere con precisione ciò che si farà o cosa si vuol ottenere. La terapia con un bambino ci invita ad essere sufficientemente aperti e a riflettere sul concetto di simbolo. Lo psicoterapeuta che gioca con un bambino lascia il mondo degli adulti (o, almeno, lo fa ad un livello simbolico e fantasmatico), e cerca la via stretta verso il mondo dell'infanzia, la sua infanzia e quella attuale del piccolo paziente. Il gioco sarà per la coppia terapeutica il luogo in cui si fa esperienza della realtà che verrà rinnovata, creata e ricreata.

Quando siamo con un bambino nella stanza di terapia tutto ciò che accade ha significato simbolico ed è ricco di informazioni e comunicazioni. Simbolo è ciò "che unisce e tiene insieme", parla di un amalgama di avvenimenti interiori e riesce ad esprimere ciò che esplicitamente non è possibile afferrare o riferire. Ciò che è simbolico non appartiene al paziente (bambino o adulto che sia): non c'è un simbolo del paziente da scoprire o interpretare, né verità da svelare o significati da scovare e attribuire, ma nuovi sensi da cocostruire. Senza una realtà "oggettiva" da scoprire, la psicoterapia non sarà un'opera di disvelamento. La verità, da questo punto di vista, è perennemente in sospeso, per sempre incompiuta.

L'unica verità che ha potere terapeutico e trasformativo nel campo della terapia è la verità narrativa e relazionale: essa presuppone almeno due partecipanti che ascoltano e raccontano. La relazione terapeutica ha un aspetto di reciprocità, pur considerandone le differenze di ruolo e le competenze dei partecipanti. Il concetto di reciprocità è stato introdotto in psicoanalisi già da Sàndor Ferenczi (Ferenczi, 1932), e osservato nella vita relazionale del neonato (e, quindi, nella pratica e nella teoria psicoanalitiche) da Winnicott: "Non esiste comunicazione tra bambino e madre fino a che non si sviluppa una comunicazione di nutrimento reciproco" (Winnicott, 1995, pagina 251).

Guardare alla relazione terapeutica come ad un legame caldo e nutriente, simile a quello madre/bambino, aiuta a comprenderne la natura. Godere di un clima accogliente permette di abbandonarsi all'atto creativo del gioco e di partecipare attivamente al processo di cui siamo soggetto e oggetto. Una madre, semanticamente, non può esistere senza un figlio, e un figlio non può prescindere dalla presenza del genitore. Madre e bambino sono un'unità che non può essere divisa senza perderne il significato. Così è per la coppia terapeutica: anche un terapeuta non può esistere senza il paziente (da solo, nella stanza dei giochi e della terapia, non sono un terapeuta; sono Gianluigi, o solo il dottor Passaro). Un paziente, d'altra parte, è tale solo in un percorso terapeutico. Il processo di simbolizzazione, dunque, è proprio della coppia terapeutica e nasce soltanto dall'incontro tra paziente e terapeuta.

Una lettura simbolica dei tanti aspetti della terapia ci permette di prestare attenzione all'insaturità del mondo interno del bambino e alla non riducibilità del linguaggio emotivo ad una lettura univoca. Ciò che accade in terapia, o che in terapia è portato, assume significato simbolico: così, ad esempio, è per il gioco, il disegno e la narrazione, il comportamento del bambino, il suo atteggiamento verso i giochi e il terapeuta o il rendimento scolastico. Persino i fatti concreti, gli accadimenti della settimana, gli oggetti come un foglio bianco, i colori, le sedie e la scrivania, i giocattoli, hanno portata simbolica ed è all'interno della cornice curativa e ludica della stanza di terapia che la presenza del terapeuta assume per il bambino una funzione simbolizzante. La capacità di accedere al simbolo, di crearne all'interno di una relazione terapeutica, permette al bambino di aprire una finestra sul mondo inconscio e far emergere contenuti che altrimenti non sarebbe stato possibile utilizzare. "Noi simbolizziamo solo ciò che è inconscio" scriveva Ernest Jones, già nel 1916, lasciando al romanzo della psicoterapia una trama fertile di sviluppi.

Il DNC cerca di attingere alla naturale capacità di simbolizzazione della coppia bambino/terapeuta partendo dai dati concreti e reali del disegno e del gioco. Sul foglio, attraverso matite e colori, è possibile ritrovare il livello storico della relazione terapeutica: il bambino può disegnare o raccontare qualcosa che è successo poco prima di arrivare in terapia, riportare un ricordo, qualcosa che è accaduto a scuola, ad esempio, o in un incontro passato; assieme al livello storico agisce il livello fantasmatico con tutto ciò che appartiene al mondo intrapsichico del bambino, ad esempio, desideri, ansie, paure, aspettative, le proiezioni sul terapeuta e sulla stessa attività grafica; infine, è presente un livello interpersonale, che appartiene alla relazione terapeutica e che fa da contenitore per i due livelli precedenti.

1 Il Disegno Narrativo Condiviso: cos'è e cosa occorre

Il DNC è una tecnica grafico/narrativa in cui il terapeuta e il piccolo paziente partecipano insieme nel creare un racconto, sia disegnato che scritto e narrato, utilizzata sia in una fase di valutazione, sia nel corso della psicoterapia quando sarà possibile osservare il filo seguito dai disegni e la trama stessa del percorso terapeutico evidenziandone cambiamenti, risorse e difficoltà. Esso si ispira alla tradizione psicologica e psicoanalitica sul disegno infantile, ad esempio, Luquet (1927), Corman (1964) e, soprattutto, alla tecnica dello "Scarabocchio" di Donald Winnicott (1971a), e ai lavori sulla fiaba e le narrazioni collettive e personali: dagli studi di Vladimir Propp sulla morfologia della fiaba (Propp, 1928), ai lavori di Marie Louise von Franz e delle correnti junghiane sul simbolismo e l'amplificazione nella fiaba, alla ricerca sulle radici archetipiche nel mito di James Hillman (Hillman, 1972, 1975, 1983), ai lavori di Jerome Bruner sul pensiero narrativo (Bruner, 1986, 1990).

Il DNC vuole essere un mezzo per un fine: riconoscere quei momenti critici che accadono durante una psicoterapia in cui la coppia terapeutica diventa improvvisamente consapevole del problema che sta bloccando il bambino e la sua crescita individuale e relazionale. Durante il *tempo ricreativo* del disegno, questi *momenti creativi* fanno progredire la capacità autocurativa della psiche del bambino e lo aiutano a preparare lo spazio, il tempo e l'opportunità per esprimersi in un linguaggio che conosce e padroneggia naturalmente: il gioco inteso in un'accezione ampia e accogliente.

Per creare una Puntastoria assieme ad un bambino (o con una coppia genitore/bambino, una famiglia o un gruppo di bambini), occorrono due fogli bianchi, uno per il disegno e uno per trascrivere storia e personaggi (in un incontro individuale uso dei comuni fogli in formato A4; per una Puntastoria familiare o in piccolo gruppo utilizzo, per il disegno, un foglio più grande, come i formati A3 o i cartoncini Bristol), una matita per ciascun partecipante, una gomma per cancellare, un temperamatite e l'occorrente per colorare: pastelli, colori a cera, tempere, acquerelli. L'utilizzo di carta, matite e colori (oggetti familiari ai bambini che ne conservano nelle proprie camerette e negli zainetti della scuola, e agli psicoterapeuti che lavorano con l'infanzia, cui non mancano mai sulle proprie scrivanie e nella stanza di terapia), rende il DNC di facile utilizzo e garantisce una buona versatilità in base al tempo che la coppia terapeutica avrà a disposizione e alle caratteristiche e alle esigenze del bambino e dell'incontro.

Creare una Puntastoria richiede, in media, trenta minuti. Tuttavia, in base alla tecnica per colorare che si sceglierà e al tempo dedicato alle risonanze, alle domande del terapeuta e alle associazioni che nasceranno, l'attività di disegno e racconto potrà durare anche un intero incontro.

Così, sarà possibile dedicare un incontro di terapia a disegnare e colorare la Puntastoria, godendo appieno del tempo trascorso insieme, usando delle tecniche che richiedono più tempo come tempere e acquerelli. Prendere dell'acqua, diluire i colori, prepararli nelle sfumature desiderate, avere a disposizione pennelli e tutto ciò che occorre per dipingere, contribuisce ad arricchire la relazione terapeutica e rende l'attività del disegno più divertente ed eccitante. Il gioco per un bambino, soprattutto se piccolo, è prima di tutto un piacere fisico fatto di azioni, di tensioni ed energie portate all'esterno e condivise che, anche dal gesto più piccolo, evocano il coinvolgimento emotivo di tutto il corpo. Un adulto che gioca con un bambino sorride, quando i bambini giocano insieme, ad esempio in un parco o nel cortile della ricreazione a scuola, gridano: le loro grida riempiono l'aria di eccitazione e gioco. In questa differenza (e in tante piccole altre) è racchiuso il tempo passato tra l'adulto e il bambino che è stato. Il gioco di un bambino comincia dai sensi e dal movimento per diventare uno spazio di illusione dove è possibile creare e ricreare gli oggetti, in cui gli eventi quotidiani e le azioni incontrano l'affettività del mondo interno. Quando un bambino gioca accede all'immaginario e crea la realtà.

Il terapeuta, colorando con il piccolo paziente senza aver fretta di ottenere la storia su cui "lavorare", potrà accogliere il bambino insegnandogli ad usare i pennelli, mischiare i colori, scambiare consigli e spunti creativi. L'eccitazione e l'energia del gioco/disegno trovano così un contenitore adatto e capace. Se il terapeuta sarà disponibile a contenere e fornire un contesto alla gioia e all'eccitazione del bambino, questi potrà pensare intimamente che quell'adulto potrà contenere anche le sue ansie e le angosce. Non è un "gioco pensato", ma credo che la coppia terapeutica si crei e cresca in virtù dei giochi e del tempo trascorso insieme. Giocare insieme, anche il gioco più semplice, diventa metafora del rapporto di cura e rende il terapeuta e la terapia efficaci.

Quando il bambino è restio a disegnare e colorare, o disegna con ritrosia perché insicuro e teme che il suo disegno possa essere giudicato brutto e lui poco bravo e capace, sarà possibile usare delle matite colorate, o lasciare il disegno tratteggiato con la sola matita. Dedicare meno tempo al disegno darà la possibilità di passare prima al racconto, e lascerà altro tempo all'incontro per poter giocare o fare altro. Il disegno, in questo modo, entra nello spazio della terapia senza risultare invadente e si avrà l'opportunità di goderne rispettando i bisogni del bambino. Disegnare rappresenta un'azione fortemente sociale e sottoposta al giudizio degli altri, ragion per cui alcuni bambini possono sentirsi poco tranquilli (soprattutto se a scuola sono incoraggiati a disegnare su copia e i loro disegni valutati, o se disegnano nei primi incontri di terapia e non hanno ancora confidenza con il terapeuta).

L'età più proficua per avere informazioni sul mondo interno del bambino e permettergli di raccontare ansie, paure e desideri attraverso il DNC va dal periodo prescolare ai primi anni della scuola media e, quindi, si estende in un periodo che vede il bambino crescere dai quattro anni fino ai dodici circa.

Nella mia esperienza clinica ho creato Puntastorie con bambini dai quattro anni sino a ragazzi di quattordici. Come per il disegno in generale, anche il DNC cambia le proprie caratteristiche con il variare dell'età dei bambini. Crescendo, l'aspetto proiettivo e onirico del disegno e del racconto va progressivamente scemando per lasciare posto ad una maggiore ricerca conoscitiva. Può accadere che un bambino di dieci anni o più, ad esempio, affini le proprie tecniche di rappresentazione uniformandosi ad un modo di disegnare ritenuto socialmente buono e competente per il livello di età. La resa realistica del disegno acquista più importanza a scapito della portata fantasmatica dell'immagine. Il disegno diviene più simile ad un prodotto che ad una creazione e la sua natura si allontana da quella del sogno per avvicinare la fotografia. Ovviamente, alcuni ragazzi possono raffinare le proprie doti tecniche e imparare a "disegnare bene", arricchendo i disegni con dettagli e contenuti, conservando intatto tutto il potere espressivo.

Prima di proporre una Puntastoria (sia durante una fase di valutazione che nel corso di una terapia) apro l'incontro con una chiacchierata sulla settimana appena trascorsa, su quanto è accaduto, cosa ha fatto il piccolo paziente, come si è sentito, cosa avevamo detto o fatto nell'ultimo incontro. In genere, cerco di unire, in una breve restituzione alla fine dell'ora o con rimandi e interventi durante il lavoro, quanto emerso in questa fase iniziale con i disegni e il racconto dalla Puntastoria. È un modo per dare contenimento, continuità e significato a quanto avviene durante l'incontro e permettere al bambino, col tempo (quasi come un "insegnamento") di seguire in maniera inconsapevole un filo narrativo che riguarda gli incontri passati, la sua storia e la sua storia in terapia.

In genere non propongo mai una Puntastoria durante il primo incontro. Prima di disegnare insieme in un contesto guidato e strutturato come quello del DNC lascio che il bambino possa conoscermi e familiarizzare con lo spazio della terapia. In altre parole, lascio che la terapia abbia il tempo sufficiente e necessario per far nascere la coppia terapeutica. Questa attesa rispettosa (che può durare qualche incontro) mi permette di seguire il bambino, sentire l'atmosfera del tempo trascorso insieme, aspettare il suo modo di giocare e stare accanto a lui, o appena un passo indietro, senza imporre il mio modo di giocare e stare in terapia. Quando mi è possibile, attendo che il bambino disegni spontaneamente o mi chieda di poterlo fare.

Una Puntastoria comincia prendendo un foglio bianco e due matite. Il terapeuta inviterà il bambino a scegliere la sua e a tracciare, contemporaneamente a lui, dei puntini. Io, in genere, lo propongo in questo modo: "Adesso disegniamo dei puntini sul foglio, dove vogliamo noi, io farò i miei e tu i tuoi. L'unica cosa importante è che si vedano bene. Ecco, guarda, come questo che ho fatto io" (figura 1).

Questa prima fase è già di per sé un gioco che porta bambino e terapeuta a familiarizzare, condividere uno stesso spazio/contenitore (il foglio), e mettere in scena una piccola sequenza di azioni reciproche: ognuno traccerà i suoi punti ma il gioco/disegno nascerà soltanto grazie alle parti di tutti e due. Ciascun disegnatore cercherà uno spazio sul foglio e spesso ci si toccherà, le braccia si sovrapporranno, uno dei due vorrà ruotare leggermente il foglio per essere più comodo o raggiungere uno spazio ancora vuoto, a volte ci si troverà nello stesso punto del foglio e si esiterà oppure si occuperà velocemente lo spazio. Ognuna di queste situazioni potrà essere arricchita da risate e sguardi (ciò avviene soprattutto quando il bambino ha già creato delle Puntastorie), potrà svolgersi in un silenzio assorto e concentrato, oppure fatto distrattamente o con la curiosità di scoprire cosa accadrà dopo. Già in questa fase iniziale è possibile sentire il temperamento del bambino e l'atmosfera della coppia terapeutica. Per questi motivi, quando propongo per la prima volta un DNC, presto molta attenzione a ciò che accade, al modo in cui il bambino partecipa e alle mie risonanze ed emozioni.

Quando il terapeuta riterrà che i puntini possano essere sufficienti, chiederà al piccolo paziente di unirli con delle linee (anche in questa fase, terapeuta e bambino tracceranno le proprie linee contemporaneamente). In genere, con un bambino di età prescolare, con bambini molto ansiosi o con lievi difficoltà cognitive, apro questa fase quando abbiamo tracciato cinque o sei punti ciascuno. In questo modo il disegno e la storia seguenti non saranno eccessivamente complessi e l'attività di gioco non perderà di interesse a causa della difficoltà o dell'eccessivo tempo richiesto.

Si potranno tracciare linee di forme diverse, ad esempio rette o ondulate, l'unica regola sarà che nessun puntino dovrà "essere solo" e, quindi, da ciascuno di essi partiranno almeno due linee dirette verso altri punti. In questo modo, si otterrà un insieme di figure geometriche chiuse (figura 2).

Chiedere che "nessun puntino resti solo" permette di porre l'accento sull'aspetto di contenimento della relazione terapeutica (bambino e terapeuta giocano insieme e, nella cornice del foglio, sono insieme l'uno per l'altro, ciascuno importante ed essenziale proprio come ogni punto lo è per la figura che sarà creata), e consente di ottenere più figure chiuse che, adiacenti l'una alle altre, comporranno una figura chiusa più grande. Questa dimensione, che può ricordare un frattale, favorisce la proiezione, in una singola parte del disegno geometrico di partenza, di immagini e contenuti del bambino sfruttando, ancora, l'effetto cornice/contenitore di ciascuna e la naturale tendenza ad attribuire senso e significato ad una figura cercando percettivamente di chiuderla. Così, come in un frattale dove la stessa struttura geometrica si ripete con scale differenti, possiamo vedere cose simili in una parte e nel tutto.

Successivamente, a turno, terapeuta e bambino osservano le forme geometriche chiuse del disegno e

cercano di "immaginare con la fantasia e trovare delle figure": oggetti, personaggi, animali, parti del corpo e altro; quindi, completano quanto immaginato cercando di rendere ogni disegno riconoscibile all'altro che tenterà di indovinare oppure scruterà il foglio in cerca di nuove immagini. Così, saranno aggiunti particolari e segnate linee e parti mancanti sino a riempire ogni spazio/contenitore con dei disegni. Se è la prima volta che il bambino crea una Puntastoria prendo io il primo turno spiegandogli che, siccome ho fatto quel gioco tante volte, potrò essergli di esempio. In genere, mentre giro il foglio da più parti scrutandone le figure geometriche, spiego che questo gioco è come quando osserviamo le nuvole e cerchiamo di immaginare degli animali, delle cose e delle persone mano a mano che il vento ne cambia la forma.

Mentre personaggi e oggetti emergono, il terapeuta li annota su un secondo foglio contrassegnandoli con un simbolo differente per sé e per il bambino in modo da rendere riconducibile ciascuna scelta al proprio autore. Quando tutte le parti del disegno iniziale saranno occupate da un'immagine si può decidere di colorarle usando matite, acquerelli o altre tecniche (figura 4).

Come scritto precedentemente, la fase in cui paziente e terapeuta colorano è molto importante per la capacità che ha di stimolare il senso creativo e ricreativo del bambino. Se il bambino sceglie delle tempere o degli acquerelli, e quindi userà pennelli, tubetti di colore e dell'acqua, l'atmosfera diverrà più divertente per lui e il disegno *un'opera d'arte* come quelle realizzate dai veri pittori. Il terapeuta, inoltre, potrà aiutarlo e insegnargli a sfumare colori, mischiare tempere, aggiungere dell'acqua o tenere puliti i pennelli. Questa attività di scaffolding, se ben calibrata, potrà essere sfruttata per accrescere la relazione contenitiva, di holding, e rendere più profonde le basi affettive della relazione con il bambino. Questi momenti, in cui il terapeuta guiderà o, se crede, si lascerà guidare dal bambino consentendogli di insegnargli a colorare e prendendone spunti e suggerimenti, entreranno a far parte della relazione della coppia accrescendone alleanza, fiducia e confidenza.

Potrà accadere, invece, che il bambino non voglia colorare, magari perché poco interessato all'attività del disegno, perché vorrebbe giocare ad altro (un gioco portato da casa o che ha visto nella stanza, oppure uno con cui ha giocato nel passato incontro), oppure perché è timoroso di mostrarsi in un disegno dove si sente poco competente e bravo. In questi casi, preferisco non forzare il bambino: non sono interessato alla "corretta" esecuzione del DNC, né mi preme la "bellezza" e la "buona riuscita" del disegno. Ciò che importa è seguire il bambino con un'attenzione rispettosa che gli permetta di "stare un passo avanti" e di portare nello spazio/gioco del disegno ciò che sente ed è nel qui ed ora. Il terapeuta non deve pretendere che il bambino si adatti alla Puntastoria, ma ascoltare e accogliere quanto sta accadendo, rivolgere la propria attenzione alle immagini che il piccolo paziente sceglie di mettere nel contenitore della forme geometriche e del foglio, a quali parti del foglio scelga, alle dimensioni delle immagini, e con quale sequenza, ritmo e priorità le disegni.

Quando il disegno sarà completato e colorato, il terapeuta proporrà al bambino di inventare una storia fantastica che comprenda tutti i personaggi e gli oggetti trovati. L'unica regola in questa fase sarà usare tutti gli elementi del disegno. Ecco il testo della Puntastoria *Il lupo misterioso*, usata come esempio nelle pagine precedenti:

"Il lupo misterioso" (Achille, 10 anni e 4 mesi, tre mesi di terapia, figura 4): *un piede*, un aquilone, *una scarpa col tacco*, il lupo, *la calza*, la casa di due colori (le immagini di Achille sono scritte in corsivo).

C'era una volta un lupo molto affamato. Trovò una casa vuota perché i proprietari sono partiti. Il lupo trovò solo aquiloni, calze, piedi di bambole e scarpe col tacco, e si addormentò lì. La mattina dopo, i proprietari ritornarono e videro il lupo. I bambini chiesero di tenerlo fino alla fine dell'estate. Passati tanti mesi, finì l'estate e il lupo venne mandato in canile. Un vecchietto prese questo lupo, lo mise dietro la macchina e arrivò ad un semaforo. Si fermò perché era rosso e il cane aveva tempo per scendere. Mentre andava dai proprietari di prima anche loro si misero a cercarlo perché il padre si era affezionato. Il cane per andare di casa in casa fu investito da una macchina e si ferì ad una zampa. I proprietari della macchina si misero a cercare. Uno dei due lo voleva denunciare non sapendo che era un cane. Cercando cercando, però, trovarono il cane e lo portarono all'ospedale e chiamarono i suoi padroni. Qualche mese dopo, questo lupo salvò, da una bufera di neve, alcuni che andavano con la slitta. Così il cane fu un eroe per tutti gli americani. Così il cane trovò una famiglia e anche una fidanzata, ed ebbero tanti figli.

Utilizzare tutti gli elementi trovati permette di osservare il modo in cui il bambino organizza la narrazione. Per produrre una storia che abbia un senso compiuto e un'evoluzione (con una situazione di partenza, uno o più accadimenti che ne modifichino l'equilibrio, le azioni dei personaggi per affrontare la nuova situazione e un finale), il bambino dovrà impegnarsi in una sequenza narrativa complessa e tener conto degli oggetti e dei personaggi che ha a disposizione. Questi potranno essere molto differenti gli uni dagli altri e comprendere oggetti e ambientazioni difficilmente conciliabili, almeno in apparenza. La fantasia del bambino, e la voglia di risolvere il gioco/problema, daranno l'opportunità di osservare soluzioni creative oppure una trama essenziale che ha il solo scopo di comprendere tutti gli elementi emersi senza preoccuparsi della storia. In questi casi, il bambino riesce a concludere il proprio racconto con poche frasi, senza impegnarsi in una trama elaborata, a volte, persino presentando un personaggio e descrivendo un lungo elenco di oggetti che possiede (ad esempio, c'era una volta un lupo cattivo che viveva in un bosco; questo lupo aveva un aquilone, una casa col tetto, una palla, un uccello gigante ecc.). Anche in questo caso (lo vedremo più dettagliatamente nelle prossime pagine), ogni elemento, ciascuna caratteristica della narrazione e del narratore, potrà fornire informazioni sul livello evolutivo, grafico e linguistico, sul temperamento del bambino, sul piacere che prova nel giocare e nel farsi coinvolgere in un'attività che non conosce, sul suo mondo interno, sulle relazioni che stringe con i genitori e gli altri, sul legame terapeutico.

Il bambino, inoltre, dovrà comprendere nella storia sia personaggi positivi che negativi; non potrà operare nessuna scelta (almeno in questa fase), e ogni immagine raccoglierà una proiezione del disegnatore/narratore. Proprio come fosse un sogno, il DNC presenta uno scenario complessivo nel quale ogni oggetto, personaggio o particolare, è una proiezione del narratore. Anche quando nella storia si profila subito un protagonista che ha le simpatie del bambino e, probabilmente, ne raccoglie l'identificazione principale, ogni personaggio o avvenimento racconterà qualcosa del suo mondo interno. Anche le immagini del terapeuta, una volta accolte nella narrazione, diventeranno un elemento onirico del bambino.

Le dinamiche tra introiezioni, proiezioni e identificazioni proiettive (sulle immagini, sul foglio e sul terapeuta) si manifestano nelle azioni del bambino che guarda, pensa, immagina e racconta, e nelle parole e frasi che detta e suggerisce. Tutto questo materiale psichico troverà il suo contenitore dapprima sul foglio della Puntastoria, quindi nella mente del terapeuta e, infine, nella capacità trasformativa e di rêverie della coppia terapeutica.

Quando il bambino ha finito di dettare la storia, il terapeuta la rileggerà, ponendo enfasi e carattere nelle frasi e nei personaggi e, infine, chiederà un titolo. Il momento in cui il terapeuta recita la Puntastoria al bambino è molto importante e porta al culmine la complicità tra i due. Il bambino ascolta per la prima volta la sua storia e vede il lavoro svolto insieme ormai completo. Aver inventato da solo il racconto dando vita a personaggi e oggetti e rendendo partecipe il terapeuta del proprio modo di raccontare, dei pensieri, delle invenzioni narrative, dei sentimenti piacevoli o difficili da mostrare altrimenti, dà al bambino la sensazione di godere dell'attenzione dell'altro e di essere competente. Inoltre, accade di rado di avere la possibilità di inventare storie ed essere ascoltati, e il DNC, proprio come le favole e i racconti che un bambino trova nel proprio libro di scuola, presenta una storia originale e personale con delle illustrazioni che la accompagnano: è un prodotto della fantasia del bambino ed ha una bellezza estetica compiuta.

La coppia terapeutica è, dunque, una coppia narrativa, e diviene una *coppia estetica* quando entrambi i

partecipanti vivono il *sentimento del bello* che comprende piacere, gioia, ammirazione e profonda soddisfazione per un'opera condivisa che vede gli sforzi raggiungere gli scopi (Luquet, 1996).

2 Come e quando proporre il Disegno Narrativo Condiviso

Terminata la descrizione del DNC e del modo in cui è possibile proporlo, possiamo concentrarci sul lavoro clinico che può essere svolto a partire dai contenuti del racconto, dal modo in cui il bambino ha partecipato e dalle risonanze del terapeuta. La Puntastoria offre la possibilità di passare dal campo bipersonale all'unipersonale e viceversa: il lavoro è svolto dalla coppia terapeutica (terapeuta e bambino sono chiamati a giocare insieme), ma dà l'opportunità al bambino di godere dello spazio finale dell'invenzione del racconto. Riassumendo il processo creativo che porta ad una Puntastoria in quattro fasi, possiamo osservare bambino e terapeuta che giocano contemporaneamente, a turno, ancora assieme nello stesso tempo e, infine, il bambino che diventa protagonista e crea la storia. Nella prima fase terapeuta e bambino disegnano contemporaneamente rispondendo ad una stessa consegna (tracciare i punti e le linee) e avendo un ruolo simmetrico e paritario; nella seconda prenderanno ciascuno il proprio turno (quando il bambino disegnerà un oggetto il terapeuta lo osserverà e viceversa); nella terza fase (quando i disegni sono stati completati) la coppia terapeutica tornerà a lavorare contemporaneamente dividendosi lo spazio del foglio e i materiali per colorare; nella quarta fase il bambino è in figura, crea e detta il racconto (il terapeuta resta sullo sfondo e lo trascrive). Infine, quando il disegno e la storia saranno completi, si potrà continuare a lavorare su quanto emerso. Il terapeuta rientra in maniera tangibile nel qui ed ora dell'interazione di gioco e guida il bambino sui contenuti del percorso terapeutico riannodando la Puntastoria alla trama degli incontri.

Durante il lavoro clinico sulla Puntastoria cerco di entrare nel racconto con domande (ad esempio: "Ti è mai successa questa cosa?", "E tu, come ti sentiresti in questa situazione?"), amplificazioni ("E' proprio come nella fiaba di Cenerentola! La conosci? Anche lì succede questa cosa"), suggerimenti ("Se mi trovassi io in quel bosco avrei paura", oppure "Io farei così"), richiami e condensazioni ("È come mi dicevi la settimana scorsa. Ricordi? Mi hai detto che a scuola ti eri sentito così, proprio come il mago della tua fiaba"). A seconda della storia che il bambino sta creando, della sua storia terapeutica, di quanto accaduto durante la settimana o delle eventuali difficoltà che può incontrare confrontandosi con alcune immagini e con le emozioni che queste suscitano, il terapeuta potrà considerare gli interventi da compiere, e se intervenire. Nella mia pratica clinica, a volte, mi limito a suggerire soluzioni linguistiche tipiche della fiaba, come l'inizio "c'era una volta" o la forma temporale con il doppio gerundio (ad esempio, "cercando cercando"), che portano naturalmente il piccolo narratore nell'atmosfera onirica del racconto fantastico e ne facilitano le proiezioni.

Quando il terapeuta lavora sulla Puntastoria permette al piccolo paziente di avvicinare emozioni e paure riconsiderandole ed elaborandole. Ciò può essere spiegato con il concetto di rêverie di Wilfred Bion (Bion, 1962a). L'autore vede nella rêverie la capacità della madre di ricevere le impressioni emotive e sensoriali del neonato, convogliate in lei per mezzo dell'identificazione proiettiva, e di elaborarle in una forma che la psiche del neonato possa assimilare. Nell'esperienza del DNC potremmo considerare la rêverie una funzione del terapeuta e della coppia terapeutica che permette al bambino di reintroiettare emozioni e contenuti apparsi nel disegno e nel racconto che non sarebbe altrimenti capace di metabolizzare. Bion ipotizza che l'esperienza non possa diventare pensabile, né in modo conscio né inconsciamente, se non è prima trasformata in rappresentazioni elementari (gli elementi alfa) per opera di una funzione psichica denominata funzione alfa. Con la rêverie il terapeuta (o meglio la coppia terapeutica) mette la propria funzione alfa al servizio di quella del bambino. Un'ulteriore affinità tra lo sfondo teorico e terapeutico del DNC e la teoria bioniana sulla rêverie e la funzione alfa è data dalla possibilità di passare dalla dimensione individuale e intrapsichica a quella relazionale. Abbiamo visto come nella Puntastoria, e nel modello più generale di psicoterapia che propone, si ponga particolare attenzione al modo in cui i contenuti individuali del bambino e del terapeuta possano essere portati e accolti nella cornice della tecnica grafico-narrativa: ciò che i due partecipanti proiettano nello spazio del foglio e del gioco darà origine a qualcosa di nuovo, che appartiene ad entrambi e che può acquisire senso e significato soltanto se letto come un prodotto della coppia. Allo stesso modo, il modello astratto e unipersonale della funzione alfa acquista, declinandosi nella rêverie, uno spessore affettivo e relazionale. La Puntastoria, a partire dai punti iniziali, nasce ed è accolta dalla relazione terapeutica: sia il paziente sia il terapeuta partecipano in egual misura al disegno facendo sì che la relazione possa agire mettendo in comunicazione i due inconsci personali. Nel disegno compariranno le loro realtà fantasmatiche, le loro giornate, le quotidianità, le famiglie e le loro storie. Tuttavia, anche se il DNC offre l'opportunità ad entrambi i disegnatori di giocare e mettersi in gioco, il terapeuta potrà e dovrà calibrare e pensare quanto porterà nel disegno e in tutta l'attività. Tutto ciò che accade mentre si gioca con un bambino in terapia può essere sfruttato e fornire informazioni e materiale psichico prezioso. L'azione del disegno (anche se compiuta da seduti, su una scrivania) mette in moto e in tensione corpo e anima. Essa costituisce il cardine di un funzionamento onirico della mente. L'impasto della creatività conscia e inconscia delle due menti al lavoro produce un'espansione reciproca e congiunta.

Nella mia esperienza con la Puntastoria non sempre mi "lascio andare del tutto" e, a volte, cerco e traccio personaggi e oggetti che possano guidarmi/ci nelle direzioni che desidero esplorare o che ritengo opportune e più significative per il paziente in quel momento della terapia e della sua vita. Ad esempio, invece di proiettare genuinamente i disegni suggeritimi dall'immaginazione, posso proporre il profilo di un maestro, o disegnare la facciata di una scuola, quando so che il mio paziente ha difficoltà in quest'area o perché, ad esempio, proprio all'inizio dell'incontro, ha raccontato di essere stato ripreso a scuola per non aver svolto i compiti.

Il DNC può essere considerato alla stregua di un sogno. Su di esso si potranno compiere amplificazioni, porre domande, chiedere associazioni. Lavorando in questo modo si favoriranno le proiezioni del bambino sul disegno che tradurranno in parole i contenuti inconsci racchiusi nelle immagini. È possibile analizzare la struttura di un sogno e di una Puntastoria considerandoli come una rappresentazione teatrale (una narrazione) e prendendone in esame lo scenario, l'esposizione, le vicissitudini e la risoluzione. Entrambi, inoltre, possiedono una prospettiva dinamica che determinerà le fasi successive della terapia.

Quando i contenuti inconsci diventano parole, mediate dallo scambio di domande e risposte tra paziente e terapeuta, acquistano concretezza e si fanno reali e spendibili nella relazione terapeutica. Le diverse immagini raccolte in una Puntastoria nascono dagli inconsci individuali dei partecipanti e potrebbero dare origine a infinite storie. Quando il bambino creerà la propria (una tra le infinite possibili), l'emergenza emotiva arriverà in figura: la storia raccontata, lontana dall'essere casuale, è l'unica possibile nel qui ed ora e dà voce alla proiezione dei contenuti intimi del bambino/narratore.

Il DNC, quindi, rimanda al funzionamento della coppia terapeutica nel qui ed ora della terapia, fa emergere un problema presente rendendolo informazione comunicabile e finalmente espressa, e può essere punto di partenza per soluzioni creative e trasformative.

Nella mia esperienza ho potuto osservare che la Puntastoria (e il disegno in generale) è molto utile durante gli incontri preliminari ad un percorso terapeutico o in un iter diagnostico finalizzato all'invio ad altri professionisti. I bambini che arrivano in terapia, in genere, parlano con il terapeuta e rispondono alle sue domande perché hanno imparato che ci si comporta in questo modo quando si incontra un estraneo, soprattutto se è un dottore che dovrebbe visitarli o aiutarli, ma sanno anche che devono stare attenti a quanto dicono perché non possono prevedere come sarà interpretato o perché sono in ansia di fronte ad un estraneo che deve valutarli e capire "cosa non va". Il disegno, invece, è un'attività in genere piacevole e non presenta la tensione che può esserci in uno scambio verbale se bambino e terapeuta non si conoscono ancora. Quando un bambino disegna, di solito, si impegna senza sentirsi a disagio e può farlo con il piacere di mostrarsi e rendere partecipe l'altro di quanto sa fare. Inoltre, attraverso il disegno, il bambino può condividere una rappresentazione pittorica inconscia di un'esperienza (emotiva o accaduta realmente) che non riuscirebbe a comunicare con le parole. La possibilità ulteriore che offre il DNC rispetto al disegno libero è raccontare una storia che, grazie allo scenario della fiaba in cui viene presentata e alle immagini che si hanno già a disposizione quando si comincia a pensarla, ha una struttura ricca e articolata nella quale trovano posto molte proiezioni del bambino, alcune immaginate e disegnate da lui, altre, del terapeuta, che diventano sue quando se ne appropria per inserirle nella trama del racconto. Spesso la proiettività di ciò che mette ansia al bambino, o della presentazione del suo stato emotivo attuale, è così chiara e palese che non sento la necessità di indagare con domande o fare qualsiasi altro intervento. Molte volte la storia è sufficiente a raccontare il narratore e preferisco lasciare insaturo il campo della relazione di gioco. È il caso della prima Puntastoria che Achille crea durante il terzo incontro di terapia:

"Il riccio molto arrabbiato" (Achille, 10 anni e 1 mese, secondo incontro di terapia, figura 3): papillon, *riccio*, pesce, *pesce spada cucciolo*, una stella ammaccata, *un foglio stropicciato*, una pentola (le immagini di Achille sono scritte in corsivo).

C'era una volta una casetta abbandonata ma ben funzionante. Ci abitava un riccio grosso come un uomo che si cibava con le stesse cose degli uomini; si era vestito con un papillon al collo mentre stava cucinando un pescespada cucciolo e un pesce normale in una pentola arancione. Finita la cena si mise di fuori a guardare le stelle, ma ce n'era solo una. Mentre guardava le stelle trovò un foglio stropicciato. Lo aprì e c'era scritto: "Domani mattina ti verranno a prendere". Il riccio, molto preoccupato, se ne andò subito nella foresta. La mattina dopo vennero gli zoologi a prenderlo, solo che non lo trovarono e il riccio era salvo!

Questa breve storia è la presentazione che Achille fa del suo mondo interno all'inizio del percorso terapeutico, di come si sente: "una casetta abbandonata ma ben funzionante". Achille arriva in terapia perché soffre di un grave fobia scolare che lo ha tenuto lontano dalla classe nelle ultime settimane. Al mattino, quando è ora di prepararsi per andare a scuola, il bambino comincia a soffrire di severe coliche intestinali, piange e grida in preda all'ansia e alla paura e prega la madre di farlo restare a casa.

Nel momento in cui Achille disegna e racconta la sua prima Puntastoria, l'unica salvezza per sentirsi al sicuro e tranquillo è "non farsi trovare". "Domani mattina ti verranno a prendere" sembra l'espressione della paura che attanaglia il bambino prima della scuola. Tuttavia, Achille mi informa subito che c'è una via di scampo: in cielo brilla una stella e la notte appare tranquilla. Una stella sola potrebbe essere una luce troppo fioca per vedere al buio e sentirsi al sicuro, eppure è lì e permette al bambino di scrutare il cielo. Il mio piccolo paziente si sente solo e impaurito ad affrontare la scuola, le maestre e i compagni, il suo desiderio di mostrarsi competente e bravo per ottenere l'approvazione dei genitori; questa casetta è abbondonata, ma, è lui stesso a dirmelo nella prima riga della storia, è ben funzionante. La storia ci aveva mostrato la difficoltà e la paura che portava Achille in terapia, ma aveva anche palesato quante risorse ci fossero e il desiderio del bambino di star meglio.

Questo esempio ci permette di comprendere come il primo DNC della terapia possa essere considerato alla stregua di un primo sogno, quando il paziente presenta lo scenario attuale della sua anima, i motivi del malessere, i desideri sottostanti all'inizio del percorso di cura e le risorse che si hanno a disposizione. Torneremo su questa

Puntastoria analizzandone altri dettagli e contenuti nel capitolo dedicato alla storia clinica di Achille, e soffermandoci sui modi in cui la prima Puntastoria si leghi al corso della terapia e ai Disegni Narrativi che seguiranno.

La dinamica tra una singola Puntastoria e il filo dei disegni creati lungo il percorso terapeutico è la stessa che lega ogni incontro al tempo della terapia: ogni Puntastoria nasce, crea e si lega al percorso della terapia e al momento presente vissuto dal paziente. Nel libro *Le Città Invisibili*, Italo Calvino racconta un incontro tra Marco Polo e Kublai Kan che descrive bene il rapporto tra la parte e il tutto (come tra un incontro terapeutico, o un disegno, e il filo degli incontri e dei disegni). Osservando un ponte di pietra, Kublai Kan chiede a Marco Polo quale sia quella che lo sostiene. Marco risponde che il ponte non è retto da questa o quella pietra, ma dall'arco che esse disegnano. Kublai Kan lo interrompe: se così è, non gli interessano le pietre, vuol sapere solo dell'arco. Ma, chiosa Marco, senza pietre non c'è arco (Calvino, 1972).

Seguire il filo tracciato dalle Puntastorie, dunque, permette al terapeuta di leggere la terapia nel corso del tempo e avere un'immagine del piccolo paziente in un determinato periodo. Il filo delle Puntastorie (l'arco che disegnano) riassume un possibile senso della terapia, senso e significato ancora una volta narrativi. L'importanza che sento possano avere le Puntastorie di un percorso terapeutico sta anche nel loro numero in genere non molto grande. Anche in percorsi di tre o quattro anni, di solito, ho realizzato con i bambini non più di dieci Disegni Narrativi. Ovviamente, alcuni bambini ne realizzano di più perché provano un particolare piacere nel disegnare e raccontare, altri, invece, ne creano solo uno (quello che propongo io nella fase di valutazione o nei primi incontri). Durante la terapia può accadere che sia io a chiedere di creare una Puntastoria, oppure può proporlo il bambino. Lasciare il campo aperto a più possibilità di gioco mi permette di dare maggiore vitalità e autenticità alla terapia. La Puntastoria resta a disposizione della coppia come qualsiasi altro gioco che si trovi idealmente o fisicamente nella stanza.

Alcuni psicoterapeuti e analisti sostengono la posizione dell'*analista-specchio* durante qualsiasi forma di incontro terapeutico. In questo modo, il professionista rivestirebbe un ruolo "neutrale" che consentirebbe al paziente di portare nello spazio analitico i propri contenuti inconsci senza essere influenzato dagli stimoli provenienti dal terapeuta stesso. Questa posizione diventa tanto più forte se non è limitata al gioco e al disegno, ma estesa alla possibilità da parte dell'analista di porre domande e intervenire. Disegnare assieme ad un bambino rende i contenuti del terapeuta più esposti e condivisibili dalla coppia. Mentre nell'interazione verbale il terapeuta ha maggiori possibilità (soprattutto se esperto) di controllare quanto dice ed offre al paziente, nel gioco e nel disegno queste proiezioni sono meno controllabili. Disegnando, il terapeuta deve aver acquisito una sufficiente fiducia e sicurezza del suo modo di stare in terapia; deve poter lasciare andare i contenuti del proprio mondo interiore (quando si gioca assieme ad un bambino anche il terapeuta deve "giocare e mettersi in gioco"). Così, ciascun partecipante può lasciare che parti di sé vadano a formare la struttura e l'essenza della coppia. Ogni volta che il terapeuta lascia una parte di sé (potrebbe essere un'interpretazione, un'osservazione, un gioco o un disegno) costringe il paziente ad assimilare quanto ricevuto e ad accomodare il proprio mondo interno con i nuovi contenuti. La dialettica terapeuta-paziente e paziente-terapeuta (sempre bidirezionale) permette la vitalità e la creatività della terapia. Il flusso della comunicazione del DNC è destinato a coinvolgere l'inconscio del terapeuta nella sequenza delle immagini e della storia che vengono create; ne consegue che nello scambio terapeutico verrà riflesso il suo controtransfert, il suo mondo interno, la sua psicologia personale e individuale, le difficoltà, le zone d'ombra e persino la propria nevrosi. Nella ricchezza di questo scambio (nell'autenticità guidata e assistita dal ruolo professionale, dall'esperienza, dalla tecnica, dal modo in cui ci si conosce come terapeuti e dalla familiarità che si ha con lo spazio terapeutico), si può ritrovare il suggerimento di Wilfred Bion che vede nel paziente il *miglior collega.*

La psicoterapia, mentre accade, potrebbe essere un succedersi di interazioni in cui paziente e terapeuta comunicano da inconscio a inconscio, simmetricamente; solo pensando la terapia e ripensando alla terapia si può recuperare la necessaria asimmetria che vede un professionista assieme al suo paziente. Il DNC, mentre accade, fa saltare l'opposizione transfert-controtransfert e si concentra su ciò che è intermedio e comune: il cotransfert, l'*intimità* della coppia terapeutica. Restare in questa area di mezzo invita il terapeuta a confrontarsi in maniera più diretta con il proprio inconscio, a lasciare andare e a fidarsi dei propri contenuti intimi, a tollerare il dubbio.

Il campo terapeutico è bipersonale e, attraverso i due protagonisti che si influenzano reciprocamente, accoglie una folla fantasmatica di genitori, amici, persone esistite o ideali, compagni di scuola, fratelli e sorelle. Il modo in cui i disegni del terapeuta possono influenzare la proiettività del bambino non credo, nella mia esperienza con la Puntastoria, sia un elemento negativo e, se fosse possibile, da eliminare. Non credo, ancora, che i disegni del terapeuta siano portatori di significati paragonabili a quelli del bambino. La proiettività inconscia che quest'ultimo mette nel disegnare è libera dalla struttura che la professione di psicoterapeuta impone. Dopotutto, mentre il bambino gioca il terapeuta è al lavoro, riflette e trattiene quanto accade durante il gioco, alcuni momenti lo colpiranno e lui cercherà di usarli per essere di aiuto alla terapia e al bambino.

In sintesi, credo che la partecipazione attiva di terapeuta e bambino durante la Puntastoria (come già per lo Scarabocchio di Winnicott) metta in grado il piccolo paziente di esprimere il proprio inconscio e consenta alla coppia terapeutica di migliorare alleanza e sintonia. La dimensione della coppia come *nuovo individuo* appartiene a un campo simbolico e potrebbe sembrare un concetto astratto difficile da cogliere. Eppure, nella perdita simbolica delle sole individualità originarie risiede il cambiamento terapeutico. Quando si è in terapia con un bambino, la via più breve e sicura per giungere a questa unità simbolica è essere concreti. Non c'è nulla di più concreto di un simbolo, e i confini tra simbolico e concreto sono permeabili e inquieti. Essere concreti partecipando alla terapia con un bambino vuol dire "giocare", scendere sul terreno fertile e ricco del gioco. Su questo terreno il bambino può sentire che è possibile un'intesa capace di portare lui e il terapeuta su comunicazioni più profonde.

3 Quali sono gli scopi del Disegno Narrativo Condiviso e quali informazioni può fornire

Gli scopi del DNC sono esplorare il livello grafico del bambino, le capacità intuitive e di problem solving (necessarie, ad esempio, nell'armonizzare in una storia che abbia un senso compiuto stimoli differenti che giungono anche da un'altra persona), le competenze logiche, semantiche e narrative, e scendere nell'emotività e nell'intimità di un evento passando attraverso la relazione terapeutica. L'attività del disegno e del racconto permette di raccogliere indizi sullo sviluppo evolutivo del bambino per quanto riguarda il grafismo, le capacità narrative, la teoria della mente, il lessico emotivo e l'attitudine relazionale, e offre un accesso al suo mondo interiore con le paure, i desideri, le ansie, le emozioni, i sentimenti. Così, un singolo avvenimento, o una storia intesa come semplice sequenza di fatti, può diventare racconto, una *nostra storia*, con emozioni, desideri, paure e tutto ciò che ci rende vivi o ci costringe a non esserlo.

Il racconto è lo spazio della terapia e richiama la capacità naturale e compulsiva dell'anima di far di un evento un'esperienza. A volte, quando è impossibile farlo raccontando, o con un sogno, l'anima si serve del sintomo e della malattia.

Osservare un bambino mentre disegna può fornire delle indicazioni sul livello evolutivo e sulla capacità conoscitiva che ha dell'ambiente. Per un bambino il disegno non ha soltanto un fine espressivo e narrativo; tracciare immagini di oggetti su un foglio equivale ad esplorarli, riflettere su come sono fatti, quali particolari aggiungere e quali saranno fondamentali per rendere riconoscibile ciò che sta disegnando. Il disegno prodotto diviene un'immagine di ciò che il bambino sa e di come rappresenta le cose. Inoltre, è possibile osservare il disegno avendo come schema di riferimento le tappe evolutive dell'attività pittorica. Nel disegnare un personaggio, ad esempio, un bambino, tra i tre e i quattro anni, traccerà pochi elementi identificativi, come un grande cerchio per la testa da cui partono dei raggi che diverranno gambe e braccia; a cinque anni comincerà a disegnare il tronco, aggiungere particolari, e la testa ridurrà le proprie dimensioni; a sei anni circa, ancora, compariranno altri dettagli come il collo e le mani, e altezza e larghezza saranno sufficientemente proporzionate. Altri indici evolutivi del disegno in bambini di età scolare sono l'uso del profilo, il movimento e la variabilità delle posizioni delle figure, l'uso della prospettiva, un miglior rapporto tra grandezze o la sovrapposizione e la trasparenza degli oggetti. Gli indici orientativi per valutare un disegno da un punto di vista evolutivo, rispetto alle capacità del bambino e alle competenze attese per l'età cronologica sono moltissimi, non ultimi le corrispondenze tra l'attività grafico-pittorica e la scrittura, la padronanza verbale e di pensiero (Oliverio Ferraris, 2012).

Nei disegni della Puntastoria i bambini possono mostrare abilità particolari, come l'abbozzo della prospettiva di una casa o i dettagli nel proporre ritratti di personaggi (ad esempio, baffi, occhiali o denti). La possibilità di disegnare solo una parte di un oggetto o di una persona per significarne l'intero permette al bambino di concentrarsi su una porzione di foglio sufficientemente grande da poter esprimere dettagli e particolari. Capire che una parte possa stare al posto del tutto (ad esempio, una vela sul disegno può essere una barca nella storia) dà indicazioni sulla comprensione delle figure retoriche, (nella Puntastoria, in genere, una sineddoche o una metonimia), e del linguaggio astratto. Capita spesso, inoltre, che i bambini raccontino ciò che stanno disegnando: ad esempio, un bambino, mentre disegna un'automobile, potrebbe dire: "Ecco, questa cosa qui è la ruota, ce ne faccio due e le altre due stanno dietro; poi ci faccio il vetro sennò il vento va negli occhi; qui si mette quello che guida".

Anche la scelta degli oggetti che il bambino immagina e propone può fornire informazioni preziose sul modo in cui si relaziona al terapeuta e agli altri: ad esempio, capita che riproponga lo stesso oggetto che ha disegnato il terapeuta; ciò può essere letto come un modo di ricercare sicurezza compiacendo l'adulto, un gesto di simpatia e vicinanza, oppure come una difficoltà nell'immaginare oggetti, o ansia nel credere che non si sia sufficientemente bravi. D'altra parte, il bambino potrebbe mostrarsi intraprendente e propositivo e suggerire anche al terapeuta cosa vedere e come disegnarlo ("Qui devi fare così!", "Se non ci metti la porta arancione non sembra una casa", ecc.). Ovviamente, come accade con il lavoro sui sogni, per avere informazioni ricche e utili dal disegno bisogna conoscere il disegnatore/sognatore. Una buona conoscenza del bambino, delle sue difficoltà, dei motivi che lo hanno portato in terapia, del temperamento, della relazione con i genitori, gli adulti e con lo stesso terapeuta, aiuta a leggere ciò che il bambino è e porta nel disegno di nuovo o già conosciuto. In un disegno, come in un sogno, sarà presente una parte del narratore che si conosce già, che si è mostrata nei disegni precedenti e nei giochi e negli incontri che la coppia terapeutica ha avuto, e una parte nuova che usa quel momento e quel disegno per essere conosciuta. Le informazioni sul livello evolutivo che possono essere dedotte con la Puntastoria sono meramente indicative e non rappresentano il tentativo di avere carattere di attendibilità e scientificità. Giudicare l'intelligenza di un bambino dal livello di evoluzione dei suoi Disegni Narrativi sarebbe un errore nei suoi confronti e verso la terapia. Ciò che la terapia chiede è ciò che anima vuole: bisogna stare in ascolto. La terapia conosce più cose rispetto al terapeuta, e sa qual è il momento giusto per mostrare ciò che è importante.

La mancanza di esercizio, di serenità e la carenza di stimoli nell'ambiente di vita possono bloccare la normale evoluzione dell'attività grafica, per cui bambini che vivono in un contesto familiare poco attento ai loro bisogni, o non possiedono tempi, spazi e i materiali per disegnare, rischiano di restare fermi a strutture grafiche proprie delle età precedenti. Esprimersi agli altri è uno dei bisogni connaturati al disegnare e quando l'ambiente non è attento e interessato a ciò che il bambino è e desidera questi perde piacere e motivazione. Scopo principale del DNC è essere uno strumento psicoterapeutico e non diagnostico. Tuttavia, quando si ha in terapia un bambino in età prescolare o scolare dobbiamo cercare di porre attenzione anche agli apprendimenti e alle difficoltà cognitive che può presentare. La scuola e le aspettative di genitori e insegnanti hanno un'importanza molto grandi per il bambino. La scuola è il primo contesto sociale, esterno alla famiglia, in cui deve cimentarsi in relazioni con i pari e adulti significativi che non siano genitori o parenti. La percezione di autoefficacia, sia nella prestazione scolastica sia nell'essere accettato dai maestri e dagli altri bambini, ha molto peso nello sviluppo emotivo e psichico del bambino. Mi piace immaginare che, quando un bambino disegna in terapia, tutti gli aspetti della sua vita di relazione, emotiva, intima, il suo temperamento e la personalità, la storia passata e le prospettive, arrivino nello spazio del foglio e si mostrino con colori, immagini, tratti e cancellature, con sorrisi, parole e gesti, con i tentennamenti e gli imbarazzi. Tutto arriva per essere accolto e ascoltato.

Quanto detto non toglie nulla al valore diagnostico dei test che indagano il livello cognitivo del bambino attraverso il disegno. La Puntastoria, come espresso più volte, cerca di avvicinare il mondo del bambino tenendone in considerazione tutti gli aspetti importanti, dall'ambiente sociale e familiare, all'intimità, alle possibili psicopatologie, alla relazione terapeutica. Poche attività come il disegno riescono a raccontare tanto del bambino, a coinvolgerlo e a mettere a fuoco informazioni così differenti e varie sia del carattere e delle emozioni sia degli aspetti legati all'intelligenza e al pensiero.

Oltre alle informazioni desunte dalle caratteristiche del disegno e dal disegnare, è possibile ottenere indicazioni utili sul livello evolutivo del bambino guardando alle capacità narrative.

I bambini sono naturalmente esposti alla narrazione, ascoltano e inventano storie da prima che imparino a parlare.

Raccontare, esprimere ciò che sentiamo e abbiamo, dare senso a quanto accade, restituire significato al qui ed ora e donare prospettiva e direzione al futuro, appartengono alla mente e all'animo umani come qualsiasi altra funzione vitale, respirare, ad esempio, o nutrirsi. La narrazione ha un ruolo e un'importanza fondamentali, sia a livello individuale che culturale. Jerome Bruner ipotizza l'esistenza di un pensiero narrativo, una "sorta di attitudine o predisposizione a organizzare l'esperienza in forma narrativa" (Bruner, 1992, pagina 56). Il pensiero narrativo rappresenterebbe una capacità psicologica propriamente umana, una modalità universale per organizzare l'esperienza e costruire significati condivisi (Bruner, 1986).

La lettura di fiabe assieme all'adulto e l'ascolto di storie rappresentano per il bambino "strumenti privilegiati per lo sviluppo linguistico e per la conoscenza del mondo" (Levorato, 1988, pagina 26). La narrazione è una delle esperienze più frequenti della nostra esistenza e ha un ruolo rilevante nell'espressione dell'immaginazione e dei vissuti emotivi e nell'organizzazione delle proprie conoscenze e credenze. Le storie, inoltre, entrano nelle relazioni interpersonali sotto forma di resoconti, aneddoti, racconti autobiografici. La versatilità di una storia, che le consente di parlare di mondi lontani e fiabeschi come della quotidianità, che permette di essere e di identificarsi con personaggi dalle caratteristiche belle e buone e affrontare le difficoltà e le debolezze che sentiamo avere nella nostra vita, permette al bambino di raccontare qualcosa di tremendamente concreto e radicato nelle sue giornate (a scuola, in famiglia, con il gruppo dei pari o nel gioco) attraverso la via sicura e piacevole della finzione narrativa.

Una delle caratteristiche fondamentali di una narrazione è l'argomento: essa racconta vicende e azioni legate da rapporti temporali e di causa-effetto. Il protagonista di una narrazione, in genere, sarà umano o umanizzato (come nel caso di animali o personaggi fantastici che parlano e si comportano come gli uomini). Chiunque ascolti un racconto (come il testo di una Puntastoria) si aspetta di trovare nella sua trama qualcosa che riguardi la vita, il suo fluire, le difficoltà, la possibilità di superare ostacoli, vivere momenti belli o difficili, e ritornarne cambiati, arricchiti di emozioni e informazioni, non importa se i protagonisti sono persone reali, personaggi di finzione o animali umanizzati. L'intima unione tra narrazione e vita riveste un'importanza fondamentale in tutto il corso dello sviluppo.

Il linguaggio di una narrazione fantastica come la Puntastoria si avvicina a quello quotidiano del bambino e del terapeuta che ascolta, non è né specialistico né tecnico. Ciò rende la creazione narrativa spontanea e facile – non è necessaria un'istruzione specifica – e permette al bambino di raccontare e condividere con il suo linguaggio ciò che sente e ha nell'intimo.

Spesso è presente una speciale formula d'apertura ("C'era una volta...", "Tanto, tanto tempo fa in un paese lontano lontano"), che porta narratore e ascoltatore in una dimensione temporale lontana e indefinita (è il tempo del mito e della fiaba), e consente alla coppia narrante di non chiedersi se i fatti raccontati siano accaduti realmente o siano, invece, frutto della fantasia. Una delle proprietà della narrazione è che "essa può essere reale o immaginaria, senza che la sua forza come racconto abbia a soffrirne" (Bruner, 1992, pagina 55).

Il criterio che guida la narrazione non è quello della verità bensì quello della verosimiglianza. Questa disposizione dell'ascoltatore e del narratore verso l'opera narrativa richiama ciò che Samuel Taylor Coleridge definisce "sospensione dell'incredulità": la narrazione deve ispirare questa sospensione in virtù della sua apparenza di verità, sufficiente, da sola, ad avvincere. Secondo Coleridge essa è volontaria e momentanea. Questa attitudine sottolinea la dimensione temporale del racconto in terapia: esso accade nel qui ed ora; attinge allo sfondo fertile della relazione terapeutica; crea un momento volontario e condiviso di finzione narrativa che permette di avvicinare e raccontare ciò che nella realtà non è pensabile perché incute ansie e paure, perché non si è consapevoli di quanto agisca in noi e dell'importanza che assume per i nostri stati d'animo e per i nostri comportamenti.

È da sottolineare, infine, che quando un bambino crea una narrazione attinge a differenti abilità e funzioni emotive e cognitive: il linguaggio, il processamento dell'informazione, gli schemi di conoscenza, la memoria, la capacità autoriflessiva, la metacognizione, i sentimenti e le emozioni che vive mentre racconta o ascolta, il suo modo di vivere le relazioni, e, se ci concentriamo sul DNC, la relazione particolare con il terapeuta, l'esperienza della terapia, l'umore del terapeuta e, quindi, la capacità del bambino di leggere le emozioni altrui e di comportarsi in conseguenza di queste.

Osservare un bambino mentre crea un racconto permette al terapeuta di conoscere e valutare, almeno ad un livello di screening e orientativo, diverse sue caratteristiche: ad esempio, se è capace di inventare, come organizza e struttura la narrazione, la creatività, la ricchezza della trama, la caratterizzazione fisica e psicologica dei personaggi, la teoria della mente, l'originalità degli eventi e del modo in cui si susseguono, la citazione di stilemi della fiaba, di situazioni e personaggi che appartengono all'immaginario collettivo, la capacità di sintonizzazione con il terapeuta che ascolta e partecipa al gioco, il clima affettivo dell'incontro, la complicità della coppia terapeutica, particolari contenuti emotivi o episodi che turbano il bambino.

Raccontare e inventare storie che "ci appartengono" (attraverso le infinite possibilità di immagini, emozioni, parole, invenzioni e ricordi), permette al bambino (e, in verità, a ciascuno) di dare forma al proprio mondo e alla propria identità; condividerle è far entrare gli altri, renderli partecipi di ciò che è e desidera. Quando un bambino disegna e racconta una Puntastoria insieme al terapeuta (o condivide qualsiasi attività e gioco nello stesso modo) rende più vivo il proprio mondo, gli dona le possibilità che vengono dall'altro e diventa uno dei narratori della propria storia terapeutica e personale.

4 Aspetti del tratto e della collocazione spaziale delle immagini

Il tratto con cui un bambino disegna presenta una forte carica espressiva. Sin da come impugna la matita, dal modo di tracciare una semplice linea, dalla forza con cui calca o dalla tendenza a disegnare in modo leggero e quasi percettibile, possiamo dedurre il suo scenario emotivo, ciò che lo contraddistingue per temperamento oppure lo accompagna nel qui ed ora del disegno. Una linea può essere tracciata in tanti modi: continua, fluida, a zig zag o angolosa, elegante, obliqua, disomogenea, verticale o orizzontale, può avvolgersi in una spirale, avere un tratto opaco o brillante ecc. Già una sola linea potrebbe comunicare stati emotivi differenti che vanno dalla tristezza, alla gioia, alla vivacità, al sentirsi sicuri o ansiosi, depressi o capricciosi. Prestare attenzione alla fisicità delle linee può fornire utili informazioni sull'emotività del disegnatore e sul contenuto che il disegno deve comunicare. Il vulcano in eruzione nella Puntastoria "Amicizia 3" di Piero presenta, ad esempio, linee forti e convulse che suggeriscono la rabbia del vulcano e del bambino che disegna (figura 23). Al contrario, il tratto delicato e fluido della Puntastoria di Agnese "La fine del cacciatore" conferma l'emotività serena e pacata della bambina e della storia che inventerà (figura 12).

I modi in cui un bambino traccia le proprie linee (in una sorta di grafia pittorica, personale quanto quella della scrittura) permette l'espressione di stati mentali ed emotivi impliciti ed espliciti, consci e inconsci, e offre la possibilità di conoscere tratti della sua personalità.

Il DNC consente di porre attenzione alle linee che comporranno personaggi e oggetti come in qualsiasi disegno (dal *disegno della famiglia*, al *disegno dell'albero*, al disegno spontaneo), ma permette anche di concentrarsi sul tratto delle linee di partenza, quando bambino e terapeuta uniscono i punti iniziali. Queste linee sono tracce essenziali, non servono a dare forma e contorno a immagini già pensate, e mostrano nuda la qualità del segno grafico.

Anche i punti che il bambino traccia all'inizio dell'attività potranno essere leggeri, invisibili, marcati fino a spezzare la punta della matita, rotondi e precisi oppure lunghi e sfrangiati, sparsi e distanti l'uno dall'altro oppure concentrati in un unico spazio al centro del foglio ovvero relegati ai suoi margini. Oltre al tratto, all'energia e all'intensità che il bambino usa per realizzarli, è possibile ricavare informazioni da come li colloca nello spazio. L'uso che il bambino fa dello spazio, sia per cominciare un disegno libero sia per tracciare i punti della Puntastoria, esprime le sue relazioni con l'ambiente circostante. Relegare i propri punti in un angolo del foglio (senza la possibilità di incrociare o toccare la mano del terapeuta), ad esempio, potrebbe suggerire una mancanza di sicurezza, una scarsa fiducia in se stesso o nel legame con il terapeuta da cui si sente intimidito. Bambini che restano al centro del foglio, mettendo qui tutti i propri punti, appaiono, in genere, centrati su se stessi e sui propri sentimenti, persino chiusi e difesi. I bambini che partono dal centro del foglio e occupano tutta la sua superficie, spostandosi da una zona all'altra (incrociando la mano del terapeuta o, addirittura, sorridendo e divertendosi nel "gioco nel gioco" di arrivare per primi in una zona o perché ci si "scontra" nello stesso punto), mostrano, in genere, una maggiore estroversione, sentimenti di sicurezza e fiducia in se stessi e nell'altro.

Le stesse indicazioni si possono trarre dalla posizione della prima figura geometrica chiusa che il bambino sceglie per iniziare a disegnare un'immagine. Anche in questo caso, potrà cominciare dal centro del foglio, dal basso o dall'alto, dalla sinistra o dalla destra, oppure sfruttare il bordo di una figura e disegnare fuori dai suoi contorni. Rispetto alla scelta libera del posto in cui disegnare i punti, quella delle immagini sarà vincolata dall'intuizione e dall'immaginazione che porteranno il bambino a vedere oggetti e personaggi più facilmente in alcune figure geometriche rispetto ad altre e, ovviamente, sarà condizionato dal non poter scegliere spazi già presi dal terapeuta (anche se potrà modificarne i disegni).

I bambini di età inferiore ai cinque anni possono presentare la tendenza a disegnare all'interno degli spazi geometrici anziché usarne i contorni come parte di un oggetto o di un personaggio. I bambini a questa età tendono a disegnare liberamente le proprie immagini usando le linee che delimitano lo spazio come fossero una cornice per il loro disegno (figura 19, Marcello, quattro anni e sei mesi). Probabilmente, bambini troppo piccoli non riescono a seguire la consegna di immaginare un oggetto a partire dalla forma degli spazi geometrici perché ancora troppo astratta. Molti bambini al di sotto dei cinque anni, d'altra parte, presentano un comportamento misto: rispondono correttamente alla consegna della Puntastoria in alcuni spazi e disegnano liberamente le proprie figure in altri.

Un altro motivo per cui il bambino disegna all'interno della cornice di una figura geometrica nella Puntastoria, potrebbe essere spiegato dalla possibilità di realizzare figure di piccole proporzioni. A volte, il bambino può avvertire dei problemi emotivi verso il personaggio o l'oggetto che sta disegnando, oppure può intuire un'immagine guardando una porzione geometrica sul foglio, ma questa è troppo grande e vistosa per cui il suo disegno diventerebbe altrettanto grande e sarebbe subito evidente tra le altre immagini. Disegnando liberamente, potrà controllare la grandezza del personaggio o dell'oggetto e gestire l'ansia e le paure per il contenuto o la dimensione dei disegni. Bambini che disegnano in un'area ristretta del foglio, o realizzano disegni molto piccoli, possono, dunque, sentirsi ansiosi e insicuri ed hanno bisogno di attirare l'attenzione dell'adulto e di sentirne la presenza emotiva e l'incoraggiamento.

Nonostante queste eccezioni, i bambini, sia prescolari che scolari, non presentano in genere alcuna difficoltà a comprendere la richiesta del terapeuta di immaginare personaggi od oggetti utilizzando i contorni delle figure geometriche della Puntastoria. La capacità di riconoscere immagini familiari in figure astratte può essere ricondotta alla predisposizione naturale della mente di attribuire significato a ciò che accade o che esaminiamo e, ancora, alla tendenza percettiva alla chiusura, come ricorda una delle leggi della percezione visiva in psicologia della Gestalt, secondo cui linee che tendono a formare figure chiuse sono percepite come unità formali. La nostra mente, per la psicologia della Gestalt, è predisposta a fornire le informazioni mancanti per chiudere una figura, pertanto i margini chiusi o che tendono ad unirsi si impongono come unità figurale su quelli aperti (Köhler, 1989). Seguendo lo stesso concetto, nell'esaminare le porzioni geometriche all'inizio di una Puntastoria, il bambino cerca di fornire le informazioni semantiche mancanti: dovendo immaginare una figura dotata di senso e condivisibile con il terapeuta, isola una figura geometrica, le riconosce un'unità strutturale e concettuale e la riveste con la proiezione di un oggetto conosciuto.

La figura geometrica che attira l'attenzione del bambino presenta caratteristiche che facilitano la sua immaginazione e gli permettono di proiettare un oggetto, un personaggio o un elemento che ha delle somiglianze fisiche con i suoi contorni. Ne è un esempio la figura della piramide che compare nel Disegno Narrativo di Piero (figura 22). In questo caso, la forma triangolare della figura geometrica suggerisce al bambino il profilo di una piramide. La somiglianza fisica della figura geometrica con ciò che il bambino vuol rappresentare è soltanto uno degli elementi che ne suggeriscono la scelta. Come è ovvio, non tutti i bambini vedono piramidi nelle figure triangolari. Nella Puntastoria *La stella, il mago e il cacciatore* (figura 20) un triangolo diventa, ad esempio, un cappello da mago, mentre nella Puntastoria *La principessa Elisa e il principe* sarà il becco di un uccello (figura 9).

La gestalt percettiva sembra avere la funzione di condizionare la scelta dell'immagine del bambino e restringere i possibili oggetti da disegnare in un campo specifico (negli esempi citati, gli oggetti che hanno una forma triangolare). Successivamente, alla gestalt percettiva segue una gestalt semantica: la forma dell'oggetto passa sullo sfondo e il significato più importante per il bambino in quel momento arriva in figura.

La scelta ultima, dunque, è frutto della struttura fisica dell'oggetto di partenza e della proiezione implicita del bambino. Piero, ad esempio, disegnerà più volte la piramide nelle sue Puntastorie per dare ai diversi racconti un filo comune (nel periodo in cui il bambino disegna sta studiando a scuola la civiltà egizia che lo ha molto affascinato; la madre, inoltre, si è traferita in una città del Nord Africa).

5 Le cancellature e il Disegno Narrativo Condiviso strappato o scarabocchiato

Benché i bambini provino, in genere, piacere nel disegnare, capita, a volte, che sentano ansia e si mostrino insicuri e riluttanti. In queste circostanze, i bambini tendono a svalutare se stessi e il disegno affermando di non saper disegnare o che non gli piace farlo, tracciando figure minuscole e velocemente, oppure cancellando. Mi è accaduto, in alcune situazioni, che il bambino, pur mostrandosi desideroso di giocare alla Puntastoria, abbia poi scarabocchiato il disegno già completo e colorato, oppure mi abbia chiesto di non farlo vedere a nessuno, e in un caso, addirittura, lo abbia accartocciato e gettato nel cestino della carta mentre, palesemente a disagio, mi chiedeva di giocare ad un altro gioco.

Scarabocchiare il disegno, strapparlo, accartocciarlo o cancellare, non cercare di migliorarlo e abbellirlo, possono essere indici di un conflitto emotivo.

Quando un bambino mostra disagio verso il disegno, lo si può immaginare vittima di un peso emotivo che non riesce a sostenere. Imparare a disegnare, e cimentarsi nel disegno, aiutati da un'atmosfera emotiva accogliente e non giudicante, rende il bambino maggiormente capace di mostrarsi, di godere delle relazioni con gli altri, e gli infonde maggiore fiducia.

Il lavoro del terapeuta dovrà essere attento e rispettoso delle difficoltà e della personalità dei piccoli pazienti. Il gioco, il disegno e, quindi, anche la possibilità di creare Disegni Narrativi, dovrà rispondere a questa forte esigenza di accoglienza e accompagnare il bambino ad esplorare le tante possibilità che lo spazio terapeutico può offrire, tra cui la scelta del gioco, che potrà essere cominciato per poi essere interrotto o portato a termine con piacere e soddisfazione.

Un disegno strappato può risultare utilissimo per far crescere la coppia terapeutica se sottolinea la possibilità di mostrare il proprio disagio anche contro le aspettative dell'adulto che vorrebbe vedere nel piccolo paziente un bambino sempre buono, bravo e "collaborativo". Ciò che è importante è l'esperienza del Sé in relazione con l'altro (sia per il bambino che per il terapeuta), non le interpretazioni, i contenuti e le tecniche.

6 L'uso dei colori

Quando un bambino sceglie dei colori per il suo disegno fornisce indicazioni sul suo stato emotivo attuale e sulla sua personalità. I colori usati non hanno sempre una corrispondenza reale e tangibile con gli oggetti raffigurati e, spesso, attingono al mondo interno e rappresentano il modo in cui il bambino si relaziona con la realtà e con gli altri significativi. Così, una casa può essere viola e un pesce verde, il cielo assume sfumature di giallo e di rosa, il prato è rosso, perché questi oggetti, anche se nella realtà si presentano all'occhio con tinte differenti, producono delle risonanze emotive simili a quelle dei colori scelti: il prato sarà rosso, ad esempio, perché questo colore piace molto al bambino e il prato è il suo luogo preferito perché qui può giocare e correre libero.

Un bambino estroverso, che si mostra sicuro di sé nella relazione con il terapeuta, prediligerà, in genere, colori caldi, accessi e vivaci, come il rosso e il giallo, distribuendoli compatti e pieni (figura 15, Daniele, 7 anni). Al contrario, un bambino timido e ansioso stenderà i colori in maniera delicata e userà per lo più tinte morbide e chiare come il celeste o il verde (figura 20, Massimo, 12 anni). Un bambino triste e pieno di sofferenza e rabbia utilizzerà colori cupi come il nero, il grigio scuro e il viola, calcherà con forza sul disegno spandendo i colori in zone disomogenee e spesso fuori dai bordi del disegno o del foglio (figura 13, Alfredo, 12 anni). Un bambino che ha timore nel lasciarsi andare alla relazione, che ha vissuto o vive un vuoto affettivo o sentimenti di abbandono e inadeguatezza, tenderà a non voler colorare i propri disegni e farà fatica ad impegnarsi nell'attività di gioco e nel disegno (figura 17, Lorenzo, 10 anni).

Colorare permette al bambino di proiettare fuori le proprie emozioni e stati d'animo, e comunicare aspetti della vita intima che non è possibile condividere altrimenti. Quando il bambino sente accolti questi contenuti può sviluppare un senso di maggior benessere e fiducia in se stesso e nell'altro, e godere, implicitamente, dell'attività di gioco e racconto vissuta insieme.

La possibilità offerta al bambino dalla Puntastoria (e, in generale, dal disegno in terapia) di colorare, sporcare, riempire gli spazi, giocare con l'acqua e con le tempere, osare i pennelli, imbrattare fogli, tavolo e persino i vestiti, di sbagliare, di decidere di non colorare, è preziosa per lasciar andare libero il proprio modo di essere e di presentarsi all'altro.

Anche gli strumenti e la tecnica per colorare posso fornire informazioni sul temperamento del bambino, sulle emozioni che vive e sulla relazione con il terapeuta. Bambini sicuri e sufficientemente sereni, ad esempio, potranno scegliere le tempere: così si impegneranno per più tempo nell'attività del disegno, useranno molti materiali (pennelli, tubetti, acqua, carta per pulire), potranno lasciare che il terapeuta li aiuti e spieghi loro come mischiare i colori per ottenere le sfumature e le tonalità desiderate, accetteranno (o godranno) la possibilità di sporcare e sporcarsi, e di sbagliare senza poter porre rimedio, dimostrando di fidarsi dell'adulto e delle proprie competenze e possibilità (figura 4, Achille, 10 anni). Bambini insicuri e timidi sceglieranno, probabilmente, i pastelli a matita o le matite acquerellabili (figure 11 e 12, Agnese, 8 anni). Bambini con forti conflitti emotivi o con gravi disagi relazionali in famiglia e nel gruppo dei pari preferiranno i pastelli a cera (con cui si può calcare e usare forza, che si consumano visibilmente e si spezzano) o colori in grafite per tracciare linee forti e decise e di cui rovineranno e tempereranno più volte la punta (figura 25, Piero, 12 anni). Quando un bambino si cimenta in un'attività impegnativa e divertente, che può diventare un gioco nel gioco, può accrescere la propria autostima e vedere l'altro significativo divertirsi con lui indipendentemente dalla bellezza e dalla resa estetica dei propri prodotti. Il DNC è versatile e aperto a cogliere l'emergenza del piccolo paziente e della coppia terapeutica: ogni aspetto del disegno, dai punti iniziali, alle linee per unirli, alle immagini, ai colori scelti, alla tecnica che il bambino ritiene più adatta e soddisfacente, alla storia che da questi nascerà, garantisce il potere trasformativo e curativo nel campo della terapia.

7 Alcune immagini frequenti

I temi e gli oggetti rappresentati nel DNC possono essere molto diversi da bambino a bambino e variare da una Puntastoria all'altra, eppure, come accade nel disegno libero, ci sono immagini che vengono riportate più frequentemente. In questo paragrafo prenderemo in esame le immagini frequenti nel disegno libero e nella Puntastoria in base all'importanza emotiva, pratica e concreta che rivestono per il bambino (la casa, l'automobile, gli animali), oppure per la somiglianza percettiva tra le figure geometriche che appaiono comunemente nella prima parte della Puntastoria (triangoli, rombi e quadrati) e alcuni oggetti che appartengono al mondo del gioco e dell'immaginazione (l'aquilone, personaggi fantastici come maghi e principesse descritti con cappelli a punta, corone o gioielli, e animali fantastici o umanizzati rappresentati da particolari anatomici come zanne triangolari e appuntite).

La casa (come accade anche nel disegno libero) è uno dei temi più raffigurati. Questa immagine può fornire indicazioni sulle emozioni e sullo sviluppo grafico-cognitivo del bambino. Bambini fino ai dieci anni disegnano, in genere, una casa vista frontalmente e priva di indici prospettici, formata da un quadrato e sormontata da un triangolo (figure 23 e 24). Allo stesso modo, bambini che non hanno fatto molte esperienze con il disegno continuano a raffigurare la casa priva di pareti laterali (figura 15), e così possono fare anche bambini con conflitti emotivi che riguardano la sfera familiare (figure 13 e 14). I particolari che, crescendo, vengono aggiunti al disegno della casa possono fornire ulteriori notizie sulla sfera emotiva, intima e familiare. Così, una casa può essere accogliente e vitale, con un comignolo fumante, un viale di ingresso, le finestre con le tendine colorate, abbaini, le porte con maniglie, e tutto ciò che può suggerire una vita serena al suo interno. In alcuni casi, bambini tra i cinque e gli otto anni, possono disegnare in trasparenza i mobili all'interno o inserirvi dei personaggi (figura 12).

Disegnando una Puntastoria, il bambino può seguire inconsciamente una traccia narrativa dettata dalle immagini che via via appaiono. Dopo il disegno di un uomo o di una donna, ad esempio, potrebbe disegnarne la casa, con particolari e colori se vorrà sottolineare uno stato interno di attaccamento e sicurezza, oppure dirà: "Questa qui è casa sua" mentre disegna un edificio con finestre piccolissime e senza porta per comunicare un disagio emotivo di inferiorità e isolamento, o, ancora, potrebbe disegnare una barca (figure 25 e 27), un'astronave (figura 26), un'automobile (figure 18 e 19) o una moto (figura 16) per consentire al personaggio un lungo viaggio di avventure, nello spazio o per mare, di allontanamento o di ritorno a casa. L'automobile, disegnata dai bambini più frequentemente che dalle bambine, è un mezzo di locomozione conosciuto e usato molto con il quale la mamma o il papà accompagnano i piccoli disegnatori ovunque, a scuola, in piscina, a calcio, danza, a casa degli amichetti e persino alla stanza dei giochi del dottore, e, ovviamente, è il mezzo che li riaccompagna a casa assieme al genitore o a tutta la famiglia.

La barca, invece, è spesso introdotta da me nelle Puntastoria. In genere ne disegno o accenno lo scafo, e il bambino, spesso sfruttando un triangolo, ne disegna la vela e aggiunge dei particolari. Disegnare insieme un oggetto e partecipare alla sua realizzazione aiuta il bambino a considerarlo sin da subito un elemento della sua storia. In questo modo, prima che il bambino abbia terminato di disegnare e colorare, la narrazione comincia in maniera implicita e guida l'immaginazione della coppia nella scelta delle immagini successive. La possibilità di continuare il disegno dell'altro, modificandolo e cambiandone sembianze e natura, o arricchendolo di dettagli, dà alla coppia terapeutica l'opportunità di creare assieme un oggetto condiviso e intermedio. Il DNC, e l'idea di psicoterapia che sottende, è un'esperienza di mutualità.

Altre immagini si presentano nella Puntastoria perché piene di fascino e simbolicamente importanti, e perché le forme geometriche di partenza ne suggeriscono facilmente la presenza. È il caso dell'aquilone, formato da un rombo o un quadrato, a cui i bambini aggiungono colori, il filo per governarlo, e le decorazioni che svolazzeranno al vento. L'aquilone è un simbolo di gioco e libertà, dal movimento non sempre controllabile, è vivace e chiede il vento, simbolo di forza, vita e vitalità (figure 12, 19 e 27). Può essere il giocattolo amato o desiderato da uno dei protagonisti della storia, oppure prendere vita e parlare, raccontare, voler bene, sentire tristezza, gioia e tutto ciò che il bambino conosce o vorrebbe conoscere.

Si può notare come la semplice giustapposizione di immagini (del bambino e del terapeuta) crei lo scenario per una narrazione e fornisca personaggi, motivi e motivazioni, oggetti, e tutto ciò che occorre per raccontare e raccontarsi. Gli oggetti apparterranno alla quotidianità, come la casa o un'automobile, al regno della fantasia, come un mago, una principessa, alla realtà appresa a scuola o vista in film, TV, letta e ascoltata in racconti e libri, come un vulcano in eruzione, le profondità del mare, la forza del vento, strade che portano in luoghi sicuri o sconosciuti e avventurosi.

Spesso i bambini inseriscono degli animali nei Disegni Narrativi. Come per qualsiasi contenuto dei disegni, o dei sogni, è importante conoscere il bambino, il modo in cui disegna e sogna, se ha degli animali a casa o se vive in campagna, oppure se desidererebbe tanto dei cuccioli ma non ne ha mai avuto uno. Conoscere il disegnatore è l'unico modo che un terapeuta ha per leggerne i disegni, ascoltarne la voce e il racconto. Nella Puntastoria, in genere, compaiono animali che non esistono realmente nella vita del bambino (figure

10, 17, 20, 27). È possibile che la dimensione fiabesca e onirica del Disegno Narrativo faciliti l'immaginazione di animali capaci di raccogliere le proiezioni del bambino-narratore, i sentimenti, le emozioni, i desideri, gli atteggiamenti, i sensi di colpa o le paure, i bisogni e le risorse, facendogli svolgere ciò che lui non ha il coraggio di fare. Attraverso le avventure di questi animali immaginari, il piccolo disegnatore può divertirsi ed esprimere liberamente i propri impulsi senza per questo sentirsi colpevole e meritevole del biasimo degli adulti e del terapeuta che disegna con lui e ascolta la sua storia.

Una particolarità del DNC rispetto al disegno libero è che il bambino è spesso portato a disegnare un particolare dell'animale che starà al posto dell'animale stesso. Uno squalo nella storia potrà essere rappresentato da un dente gigante e aguzzo nel disegno (come accade nella Puntastoria *Amici felici e contenti* di Valerio, 6 anni, figura 27) riassumendo le caratteristiche che il bambino sente rappresentative di quell'animale ed esteriorizzando sentimenti che sente propri o da cui vorrebbe difendersi. Allo stesso modo, il bambino potrebbe rappresentare soltanto il viso di un personaggio, avendo a disposizione una superficie maggiore per caratterizzarne espressioni e particolari significativi (è il caso della "ragazza bellissima" nella Puntastoria *La ragazza trasformata in pesce* di Agnese, 8 anni, figura 11).

Una figura geometrica astratta come punto di partenza non limita l'immaginazione del bambino ma ne favorisce il fluire e la versatilità, come accadeva quando Winnicott, nel gioco dello Scarabocchio, tracciava per primo una linea chiedendo al bambino di continuarne le forme per farla diventare qualche cosa. Fornire al bambino un punto di partenza sufficientemente insaturo dà alla sua creatività il modo di essere chiamata e sfruttata, e concede al terapeuta di far parte dell'atto immaginativo del piccolo paziente. Nella Puntastoria, d'altra parte, anche la traccia di partenza (le figure e gli spazi geometrici in cui cercare i disegni) è frutto di un lavoro comune e giocato insieme (i punti e le linee tracciati contemporaneamente da bambino e terapeuta).

Accade spesso che le immagini del terapeuta e del bambino si uniscano o diano una loro parte per creare un'altra immagine.

Il bambino, ad esempio, potrà modificare una figura del terapeuta aggiungendo o cambiando dei tratti (ma non cancellando), oppure potrà "prendere in prestito" un particolare di un'immagine vicina come succede nella Puntastoria *L'uomo dai grandi baffi e l'ornitorinco* di Sergio (figura 26), in cui i baffi dell'uomo sono anche la coda appiattita dell'ornitorinco. È l'ennesimo esempio di come immaginazione e inconsci dei due compagni di terapia possano essere vicini, comunicare e unirsi.

Questa vicinanza non sarà soltanto statica e non riguarderà solo le caratteristiche dei personaggi e degli oggetti, ma darà il via ad azioni e, a volte, metterà in moto il racconto come nella Puntastoria *La principessa Elisa e il principe* di Adriano (figura 9), dove la contiguità di una sedia priva di due gambe e il profilo di un uomo (la prima è del bambino e il secondo mio), dà origine, nella storia, "alla sedia del principe mangiata da un uomo".

Passando dagli oggetti ai personaggi, possiamo notare come i bambini più piccoli, tra i quattro e gli otto anni, prediligano le figure di animali o particolari riferiti a questi, mentre bambini più grandi disegnino in maggior misura figure umane, volti, e personaggi del mondo dell'immaginario e delle fiabe (principi, principesse, cavalieri, maghi e cacciatori). Nella mia esperienza con il DNC non è mai accaduto che un bambino (di qualsiasi età) abbia disegnato espressamente una persona reale (ad esempio, la mamma o il papà); la mancata corrispondenza superficiale tra il mondo reale e quello dell'immaginario credo possa essere ricondotta alle caratteristiche intrinseche di proiettività ed espressione del mondo intimo che una tecnica narrativo-pittorica come la Puntastoria riesce ad evocare. La possibilità di esprimere quanto si sente intimamente è sentita in modo inconscio e naturale ed attinge alla natura stessa del racconto fantastico, del sogno e della fiaba che ogni bambino conosce direttamente (magari perché i genitori leggono e raccontano loro fiabe, da film e cartoni, o perché maestri e maestre le insegnano a scuola) e indirettamente, come retaggio dell'inconscio culturale e collettivo che trova nei miti e nei personaggi di fiabe e racconti popolari l'espressione di contenuti che appartengono all'uomo e all'essere vivi.

Nella seconda parte del volume vedremo come ciascun bambino abbia il proprio stile caratteristico di disegnare e raccontare, e come alcune figure compaiano più spesso di altre. Il ripetersi della stessa figura in Puntastorie create a distanza anche di mesi l'una dall'altra può dare molte informazioni su come il bambino crei un filo narrativo capace di tenere insieme e dare senso alla sua storia personale e terapeutica. Un personaggio in difficoltà in un Disegno Narrativo di alcuni mesi prima, ad esempio, potrà riapparire con nuove risorse e soluzioni in un racconto più recente, rispecchiando il cambiamento del bambino o, al contrario, un personaggio dal carattere socievole e dolce tornerà rancoroso e dispettoso.

8 Le immagini e gli interventi del terapeuta

Descrivere il modo in cui uso i mei interventi e le immagini che propongo in base ai temi che il bambino porta nell'incontro, o alle difficoltà e ai sintomi che ne caratterizzano la terapia, ha soltanto uno scopo esemplificativo. Ciascun terapeuta metterà in campo competenze, qualità, risorse e difficoltà personali e agirà in risonanza con i bambini e i disegni seguendo modi propri. Il mio desidero è semplicemente rendere partecipe il lettore del mio mondo interno e del mio modo di essere in terapia così da rendere l'attività solitaria della scrittura un'opera a due che riguarda la coppia narrativa scrittore-lettore.

Una psicoterapia, un gioco, un disegno o un libro sono narrazioni, e questo mio tentativo non fa eccezione. Una narrazione coinvolge sempre almeno due persone che parlano e ascoltano, scrivono e leggono, immaginano, comunicano, giocano e si mettono in gioco.

Lo psicoterapeuta che crei una Puntastoria assieme ad un piccolo paziente potrà parteciparvi in diversi modi e lavorare su quanto emerge e su ciò che il bambino mostra di sé e del mondo che lo circonda in momenti e modalità differenti. Il DNC nasce come un gioco per cercare insieme ciò che ignoriamo. Questo semplice assunto fa capire come il terapeuta non possa essere "neutrale", né porsi come semplice specchio del paziente. Le immagini che propongo sono frutto sia del bambino che ho di fronte, del nostro rapporto e della storia terapeutica, delle mie emozioni, delle sensazioni e dei sentimenti nel qui ed ora della terapia e verso il piccolo paziente, della mia storia, delle relazioni, sofferenze, affetti ed esperienze del passato, della storia collettiva e culturale.

Spesso cerco di "dare equilibrio" alle immagini che propone il bambino; ad esempio, se in esse compaiono solo oggetti, umani e animali sono assenti, e il bambino appare triste, ansioso o depresso, propongo una figura umana o un animale che possano dare azione alla storia che seguirà e dare a lui la possibilità di proporre a sua volta altri personaggi. Così, senza parlare di questa mancanza di vitalità, della tristezza o di cosa blocchi il bambino in quel momento, la comunicazione tra i nostri due inconsci permette di cercare e smuovere risorse.

A volte, propongo figure che hanno a che fare direttamente con ciò che angoscia il bambino; ad esempio, se ha difficoltà con i maestri a scuola, con il gruppo dei pari, o soffre di fobia scolare, propongo l'immagine di una scuola (figure 24 e 27) o di un maestro (come nella Puntastoria *Il supplente vendicatore*, figura 5). In genere, mi spingo così vicino al problema reale che fa soffrire il bambino quando sento che tra noi c'è un legame terapeutico forte e sicuro, quando abbiamo creato già delle Puntastorie o sappiamo, anche solo implicitamente, che viene da me per parlare di queste cose.

Quando il bambino propone oggetti che richiamano il mondo della fantasia (tesori, case fatate, bacchette magiche ecc.), inserisco il profilo di un uomo o di una donna che diverranno un cacciatore, oppure un mago, una strega, un principe o una principessa. La scelta del carattere buono o cattivo dei personaggi che propongo è dettata dal momento creativo della terapia, da ciò che sento utile al bambino e che riguarda la sua storia e il suo (il nostro) mondo intimo.

Altre figure che propongo per inserire la possibilità del viaggio e dell'andare, sono la barca a vela e l'aquilone, oggetti affascinanti, che hanno a che fare con due immensità, il mare e il cielo, e con la forza vivificante del vento; la stella, che richiama il cielo notturno, il viaggio fantastico nello spazio, la luce che guida quando si è smarriti e al buio; e la lettera, chiusa in una busta per essere spedita, con un messaggio segreto, o aperta per rivelare quanto custodisce. La lettera, che per un bambino di oggi appartiene all'immaginario visto che non ce ne serviamo più per comunicare, presuppone una relazione tra chi scrive e chi leggerà ed è portatrice di un messaggio, a volte un segreto, prezioso e importante per la storia e per il narratore (proprio come il bambino che porta con sé contenuti di cui non sempre è consapevole o che non riesce a mostrare per il timore del giudizio dell'altro).

A volte può essere utile riproporre immagini passate del bambino che sono apparse investite di una particolare valenza emotiva o che richiamino eventi traumatici o importanti. È il caso delle piramidi di Piero e del viaggio in Egitto che i suoi personaggi intraprendono. Nel corso dei tre anni di terapia, Piero ha partecipato a cinque Puntastorie che hanno scandito momenti salienti della terapia e della sua vita. Il viaggio di allontanamento o di avventura per trovare un tesoro richiama (come ho già accennato) il viaggio compiuto dalla madre che è andata a vivere in un paese del Nord Africa con un nuovo compagno, lasciando il bambino con i nonni che lo hanno allevato sin dalla più tenera età, e il viaggio emotivo di Piero per sentire questa separazione ed esprimere la tristezza e il disagio. Quando era ormai chiaro che i viaggi in Egitto ci davano la possibilità di parlare della madre e di cosa lui provasse, mi sono sentito libero di inserire anch'io una piramide nella terza Puntastoria. Nelle prime due Piero aveva disegnato una sfinge e una piramide, e ne traccerà una anche nella quarta.

Allo stesso modo che per le immagini, sarà possibile (dopo aver scritto e letta insieme la Puntastoria) entrare nel racconto con domande sulla storia creata o sulla quotidianità, amplificazioni sulla fiaba e sui racconti che la coppia terapeutica conosce, sulle Puntastorie passate, associazioni, interpretazioni implicite ed esplicite. Ascoltando la Puntastoria del bambino, conoscendo la sua storia personale e terapeutica, ciò che è accaduto durante la settimana, o che ha raccontato all'inizio dell'incontro o durante il gioco, le eventuali difficoltà che può incontrare con immagini che possono facilitargli il confronto con emozioni e vicende della sua vita oppure farlo soffrire, il terapeuta potrà considerare gli interventi da compiere, con quale atteggiamento porsi, e se intervenire.

È importante conoscere il bambino in terapia come disegnatore-narratore-sognatore per poter avvicinarsi con naturalezza ad un suo disegno o a un racconto. La familiarità e l'alleanza che la coppia terapeutica riescono a costruire nel corso del tempo sono importanti per dare a ciascuno la fiducia che permetterà a significati e messaggi di essere accolti. Le parole, il modo di raccontare, le immagini, i sogni di cui ci si serve in terapia diventano conosciuti alla coppia. Ci saranno parole che diverranno importantissime per quella terapia e per quel paziente assumendo un significato più ampio di quello che hanno di consueto, nella vita di ogni giorno, con altri pazienti e in altre terapie. Il linguaggio della terapia diventa qualcosa di nuovo, un modo intimo di comunicare che appartiene solo a quella coppia terapeutica durante un incontro. Basterà un'immagine o un'espressione di un bambino, una parola o una frase di un adulto, il riferimento ad un evento chiave che scandisce la punteggiatura degli incontri e delle fasi della terapia, per richiamare contenuti familiari e comuni e riportare ciò che è accaduto, si sta facendo o raccontando, nella trama della narrazione terapeutica. Ogni psicoterapia segue un proprio filo che le dona senso e direzione.

Il lavoro con il DNC è un'opera aperta tra paziente e terapeuta. Quando un bambino gioca comunica ciò che sente; nello spazio della terapia ha la possibilità di far diventare ogni bisogno un desiderio, e questo non sarà semplicemente rappresentato in parole o pensato, ma reso concreto. "Giocare è fare", affermava Donald Winnicott, ponendo l'accento sulla realizzazione degli oggetti interni nello spazio potenziale della terapia e della stanza dei giochi (Winnicott, 1971b).

Dopo Winnicott, numerosi autori hanno ripreso il suo lavoro ampliandone gli orizzonti dal bambino alla coppia terapeutica. Mi riferisco, in particolar modo, a psicoanalisti post-kleiniani come Bion, Willy e Madeleine Baranger e, in Italia, Antonino Ferro, che, approfondendo la dinamica delle identificazioni proiettive incrociate tra paziente e analista, hanno visto nell'interazione della coppia il principale fattore di cambiamento e di crisi del processo terapeutico (Bion, 1962; Baranger, 2011; Ferro, 1992, 2015).

Creando una Puntastoria assieme al terapeuta, il bambino può realizzare concretamente la sua comunicazione usando molteplici linguaggi, dal disegno, al gioco, al racconto.

Ogni mia proposta, anche quando dettata dalla dialettica della terapia e dal ruolo asimmetrico di professionista che, anche quando gioca, lavora, resta sufficientemente insatura per il bambino che può farne ciò che desidera: potrà lasciarla sullo sfondo della storia, renderla un elemento cattivo o di aiuto, sfruttarla come protagonista del racconto e darle il carattere e le intenzioni che preferisce. Tutto ciò che arriva nell'immaginazione del bambino viene trasformato. Questa estrema gamma di possibilità è una delle risorse cui attinge il DNC. Lasciare al bambino l'invenzione della storia dopo che si è giocato e disegnato assieme serve, come in un imbuto, a far concentrare e passare tutto quanto è avvenuto nel suo immaginario e nel suo mondo interno. In questo modo, il contenitore della Puntastoria, che in una prima fase è il semplice foglio e l'attività del disegno, diventa il bambino stesso. Ogni immagine (anche quelle proposte dal terapeuta) diviene sua, se ne appropria, la cambia o la accetta com'è, in una introiezione vivificante che accoglie l'esperienza fatta insieme, la trasforma e, infine, la restituisce all'altro (e alla coppia) come racconto personale.

Il passaggio da un gioco alla pari (in cui tutti e due facciamo le stesse cose), ad un gioco asimmetrico, dove il bambino-narratore diviene protagonista (crea la sua storia che dà compimento e senso all'attività e al tempo spesi insieme), segna uno dei *momenti creativi* della Puntastoria intesa come esperienza psicoterapica. Da compagni di gioco si ridiventa compagni di terapia; il bambino percepisce intimamente e inconsciamente che da quel momento può comunicare all'altro quanto vive e ha dentro, protetto dallo schermo comodo e piacevole del disegno e del racconto. Di fronte (o, se preferite, accanto a sé) avrà un adulto significativo che presta attenzione (ascolta) e dà valore (scrive e prende nota) a quanto lui racconta ed è.

Capitolo secondo

Raccontarsi con il Disegno Narrativo Condiviso

1 Gli antecedenti e le ispirazioni del Disegno Narrativo Condiviso nel mito e nell'arte

L'idea del DNC nasce dalla pratica clinica con i bambini e dai loro disegni spontanei.

Riflettere su quanto accade in terapia di fronte a un disegno, e ai modi in cui i bambini mi coinvolgono come spettatore e disegnatore, mi ha spinto a cercare delle possibilità di gioco che ci permettessero di creare dei racconti. Questi racconti nascono a mezza via tra l'immaginazione e la realtà.

Quando un piccolo paziente cominciò a disegnare punti su un foglio per poi cercarvi dei numeri (raccontandomi che giocava così durante la ricreazione a scuola, mentre i compagni stavano assieme in giro per la classe e lui si isolava restando nel banco, al suo posto), cominciai a tracciarne anch'io e a seguirlo nel gioco. La mia intenzione era che raccontasse della sua solitudine in quei momenti e del cattivo clima della classe in cui non riusciva a stringere amicizie. Mentre cercavamo dei numeri (un'attività che sentivo fredda e razionale), desideravo che parlasse di quel momento triste mentre giocava con qualcuno; speravo che disegnare insieme punti e numeri potesse essere una risposta alla sua richiesta di aiuto, e gli avrebbe permesso di parlare della solitudine mentre giocava assieme ad una persona per lui significativa. Un gioco solitario, che lo isolava dagli altri per proteggerlo, stava diventando lo strumento per raccontare cosa sentisse; un gioco, ora, giocato in due.

Durante la settimana che ci separava dall'incontro successivo, notai come i punti disegnati sul foglio somigliassero a un cielo stellato, a costellazioni che potevano essere nominate, rinominate e raccontate da chiunque le osservasse proprio come accade da millenni con le stelle.

Il cielo è pieno di storie esemplari che raccontano l'uomo, i suoi desideri, le paure, la vita e il suo perenne rinnovarsi. La mia idea era portare il cielo su un foglio di carta; un cielo trapunto di stelle nuove e ornato di costellazioni mai viste prima: le immagini e i sogni di un bambino.

Questo cielo, steso su un foglio di carta, non chiede di essere osservato e scrutato, bensì disegnato e creato da capo ogni volta. Una costellazione non sa di essere tale: racconta storie che colpiscono il nostro animo perché noi sentiamo il bisogno della sua voce.

Quando rincontrai questo bambino gli proposi il gioco della settimana precedente, ma stavolta, al posto dei numeri, avremmo cercato delle immagini, "proprio come accade con le stelle del cielo che, unite da linee invisibili, diventano figure e disegni".

In questo modo, l'eredità che l'uomo ha lasciato alle stelle per le generazioni future è servita per immaginare il DNC.

Cercando di migliorare il gioco, mi resi conto che sentivo il bisogno di renderlo un'attività condivisa: un gioco giocato insieme che, solo al suo culmine, sarebbe dovuto essere un'esperienza "esclusiva" del bambino. A quel punto, cercai aiuto nella clinica e nell'arte e ricordai dello Scarabocchio di Donald Winnicott, di cui abbiamo discusso nel primo capitolo (Winnicott, 1971a), e del gioco surrealista dei *cadaveri squisiti* conosciuto in una mostra alcuni anni prima (Schwarz, 2002).

Sia nello Scarabocchio di Winnicott che nei *cadaveri squisiti* i partecipanti (paziente e psicoanalista nel primo caso, artisti, disegnatori o poeti nel secondo), a turno, creano e disegnano una storia della quale non conoscono ancora la trama né i personaggi o il titolo. È la storia stessa ad emergere sul foglio, poco alla volta, dettata dagli inconsci dei narratori. Con questi ultimi contributi, assieme al gioco dei numeri del mio piccolo paziente e ai miti raccontati nelle costellazioni, la mia idea della Puntastoria cominciava a prendere una forma sufficientemente definita.

Di seguito farò dei brevi cenni ai catasterismi (la tecnica narrativa propria della cultura ellenistica con cui un personaggio veniva trasformato in stella o costellazione da una divinità) e ai *cadaveri squisiti* dei pittori surrealisti.

Catasterismo vuol dire, alla lettera, *diventare stella*; è uno schema narrativo caratteristico dell'epica e della poesia greca e romana che rientra nel genere più ampio delle *metamorfosi* (in genere in animali, ma anche in piante e oggetti: si pensi a Lucio, protagonista delle *Metamorfosi* di Apuleio, che diviene un asino, oppure alle *Metamorfosi* di Ovidio, l'esempio più ricco e fastoso del genere).

L'idea sottostante al catasterismo e alle metamorfosi è che l'essenza della personalità umana è essere fragile e mutevole, soggetta a cambiamenti che possono esaltarne o degradarne la natura. L'anima è cangiante, si trasforma vivendo per rifare il mondo includendovi l'esperienza passata; è sempre in cerca di un nuovo equilibrio che passerà presto in un altro.

Pensando il cielo e immedesimandosi nei personaggi mutati in stella e resi immortali, potremmo avvertire l'importanza della nostra storia, la sua bellezza esemplare come ricompensa o monito per l'umanità presente e futura. Osservando le stelle dalla Terra, invece, potremmo scorgere storie scelte dall'uomo nel corso dei millenni per descrivere ciò che siamo.

Viviamo in un tempo in cui siamo circondati dalla tecnologia, in cui sappiamo ciò che accade all'altro capo del mondo in pochi istanti; la scienza vuol spiegare ogni cosa e svelare tutto ciò che non conosciamo. Un tempo, tanto tempo fa, tutto questo non accadeva e il racconto di avventure fantastiche e leggendarie (i miti) poteva dare conforto e bellezza a chi ascoltava, fornire spiegazioni per gli eventi naturali, tramandare la storia di popoli, descrivere i sentimenti e le passioni degli uomini e tanto altro.

Nei miti raccontati nelle stelle troviamo ancora oggi irresistibili leggende di divinità, mostri, semidei, eroi ed eroine. Queste storie sembrano non essere mai accadute, eppure accadono sempre: le emozioni, i pensieri e gli stati d'animo dei protagonisti rivivono in noi, ci affascinano e stupiscono per la loro bellezza e per ciò che continuano a raccontare.

Già Esiodo, tra l'ottavo e il settimo secolo avanti Cristo, associava le stelle a delle storie in un ciclo di miti astrali. Da allora, il cielo non ha smesso di ripetere i racconti che ci mostra come dalle pagine di un libro lasciato aperto ad avvolgere il mondo. È un cielo ornato dalle meravigliose forme del mito che, periodicamente, rispettando le cadenze esatte dettate dal moto degli astri e della Terra, attraversano la capsula del cielo mostrandoci un intero universo di narrazioni. Questa mitologia astrale si accende ogni notte proiettando sulle nostre teste immagini e racconti di uomini, eroi e divinità.

Creare costellazioni ha aiutato l'uomo a orizzontarsi nell'apparente caos del cielo (per orientare la prua delle navi nel buio della notte, scandire il passaggio delle stagioni e organizzare le attività politiche e agricole), e a costruire un ordigno del cosmo conforme ai ritmi dell'universo e all'anima umana, capace di tramandarne passioni, bellezze, amori, sentimenti, legami e gli insondabili abissi.

Ciascuna costellazione racchiude molti racconti; la polisemia dell'immagine che unisce le stelle ha permesso all'uomo di proiettare la propria intimità sul foglio immaginario del cielo descrivendo ciò che è, a tutti gli effetti, il nostro cosmo interiore.

Gli antichi Greci credevano che le costellazioni esistessero da sempre e fossero una manifestazione fisica del mondo prodotta dal piano onnisciente degli dèi per soddisfare l'esigenza storiografica e narrativa della natura. Agli uomini sarebbe spettato il compito di scoprirle e denominarle (Manilio Marco, 1995, 2001; Chiarini, 2005).

Il cielo era visto come il luogo in cui umani e divinità potevano incontrarsi ed essere sempre presenti gli uni agli altri. Nelle sue regioni uomini e donne che avevano vissuto vicende dolorose, subito ingiustizie, amato molto, o si erano trovati in pericolo nell'ultimo istante della vita, erano trasportati magicamente da una divinità, in genere Zeus, affinché divenissero immortali. Così, ricordiamo le vicende di Perseo, Pegaso, Chirone, Cassiopea o Andromeda; così Elettra è diventata la stella offuscata delle Pleiadi, unica tra le sette ad essere poco visibile perché, piena di dolore quando Troia fu distrutta, nascose il viso tra le mani e, da allora, non fu più visibile ai mortali; nel cielo troviamo la storia struggente di una madre e di suo figlio, Callisto e Arcade, raccontata nelle costellazioni dell'Orsa; oppure Orione, il mitico cacciatore ucciso da Artemide, che continua la sua caccia accompagnato dal fedele cane Sirio (Arato, 1984; Igino, 2009; Eratostene, 2010).

Una costellazione è, dunque, il momento terminale di uno o più racconti e può descrivere personaggi e storie che non hanno alcun legame tra loro. La Puntastoria, allo stesso modo, mentre è immaginata e creata, vuole aprire una finestra sull'anima e sul mondo del bambino, raccontarne la storia, le paure e i desideri, il modo in cui vede gli altri e se stesso.

Nella cultura e nell'arte del Novecento ritroviamo la corrente del Surrealismo con il suo modo particolare di avvicinare la creazione artistica, attraverso l'inconscio e il sogno, ispirato dalla psicoanalisi freudiana.

Il sogno propone immagini; il suo linguaggio è soprattutto analogico. Ciò che sappiamo e ricordiamo dei sogni può risultare difficilmente traducibile in un linguaggio proposizionale e narrativo. Portando le immagini del sogno nel mondo della parola perdiamo alcuni significati e sfumature per acquisirne altri.

La teoria del Surrealismo nasce dal desiderio di giungere a una realtà superiore (una *surrealtà*) conciliando i due momenti fondamentali del pensiero umano, il sogno e la veglia, in maniera armonica e profonda.

Il principale teorico di questa corrente fu lo scrittore André Breton che, nel 1924, diffuse il Manifesto del Surrealismo (Breton, 1924). L'autore definisce il nuovo movimento artistico un «automatismo psichico puro col quale ci si propone di esprimere, sia verbalmente, sia per iscritto, sia in qualsiasi altro modo, il funzionamento reale del pensiero».

Il Surrealismo presuppone, quindi, un *automatismo psichico*, ossia un processo immaginativo e di pensiero in cui l'inconscio emerge e ci permette di esprimere ciò che siamo e sentiamo senza freni inibitori, difese e scopi preordinati. L'idea di fondo è che sia possibile proiettare il proprio mondo interno affinché venga condiviso e arrivi agli altri, che siano lettori di un testo, di un'opera pittorica, di una fotografia o di un film.

I surrealisti si avvalevano di diverse tecniche per attivare il loro inconscio, una di queste è, appunto, il *cadavere squisito*. Per realizzare questa tecnica di disegno narrativo, un artista comincia tracciando una figura, o parte di essa, senza che gli altri partecipanti possano vederla. Il foglio verrà poi passato al prossimo disegnatore che lo riceverà piegato in maniera tale da rendere visibile solo un contorno del disegno precedente. Partendo da quest'unico segno, senza poter sapere di cosa si tratti, l'artista traccerà una nuova figura e piegherà ancora il foglio per passarlo al disegnatore successivo, e così via fino a quando tutti avranno disegnato. Il risultato sarà un unico disegno composto da più oggetti o personaggi attaccati gli uni agli altri. Quando i disegnatori vedranno la loro opera completa, con il foglio finalmente spiegato, inventeranno un titolo o un breve racconto che riescano a comprendere e tenere insieme le singole figure.

Questa tecnica era utilizzata anche in ambito poetico, aggiungendo in successione una parola o una breve frase anziché una figura, per realizzare una poesia o un racconto. In questo caso, ogni partecipante avrebbe conosciuto soltanto le ultime lettere o l'ultima parola del giocatore precedente. Il nome del gioco nasce dalla poesia surrealista creata durante la prima partita in assoluto: *"le cadavre exquis boira le vin nouveau"*, il cadavere squisito berrà il vino novello.

Come per il DNC, anche nei cadaveri squisiti, quindi, si cerca un'opera corale (realizzata da due o più persone) e, apparentemente, casuale: in entrambe le tecniche, le immagini che appaiono sul foglio da disegno sembrano non avere alcun legame tra loro e verranno unite e condivise nell'azione finale che darà un titolo o un racconto a quanto fatto.

Il DNC, dunque, nato dal gioco con un piccolo paziente, si ispira alla clinica partendo dallo Scarabocchio di Donald Winnicott, e cerca nel linguaggio simbolico e collettivo del mito e dell'arte la sua natura definitiva.

La struttura delle costellazioni è servita a fornire un esempio alla fase iniziale di una Puntastoria, suggerendomi come, da un semplice insieme di punti casuali, si possano inventare storie capaci di raccontare il disegnatore/narratore e descrivere l'uomo e la sua anima. La struttura di partenza è insatura e polisemica per favorire la proiettività e le capacità narrative del bambino e del terapeuta.

Quando un insieme di stelle, attraverso un catasterismo, diviene una costellazione, raccoglie intorno ad un tema centrale immagini e personaggi che appartengono alla natura dell'uomo e che l'uomo conserva da millenni. Allo stesso modo, quando l'insieme di punti all'inizio di una Puntastoria diviene una costellazione di immagini, paziente e terapeuta raccolgono intorno ad un nucleo affettivo (che di volta in volta può appartenere alla coppia, o maggiormente al bambino, o al terapeuta), emozioni, paure, sentimenti, storie esemplari, desideri o aspettative.

I cadaveri squisiti aggiungono al catasterismo la qualità del lavoro corale, giocato in coppia o in gruppo e, come per il Disegno Narrativo, lasciano che gli inconsci personali dei partecipanti comunichino creando qualcosa di originale, nel senso che non appartiene pienamente e completamente a nessuno se preso singolarmente.

2 Il pensiero narrativo nei bambini e nella terapia con i bambini

Il sorgere del pensiero narrativo e della possibilità di creare storie ha richiesto, nel corso dello sviluppo della specie umana, due condizioni essenziali: la comparsa del linguaggio descrittivo e l'impulso e la disposizione verso il gioco (Fox, 1997).

Il pensiero narrativo consiste nella capacità di comprendere e produrre delle storie. Le origini e lo sviluppo di questo tipo di pensiero devono essere ricercate nella filogenesi e nell'evoluzione della specie umana.

Il linguaggio umano si è evoluto assieme ai bisogni comunicativi e di cooperazione. Accanto alle capacità di denominare oggetti ed eventi accaduti, e all'espressione di stati mentali e corporei, ad esempio di gioia o dolore, si è sviluppato un linguaggio descrittivo in grado di raccontare un avvenimento, e le sensazioni e le emozioni che lo accompagnano, da una prospettiva soggettiva.

Questa capacità descrittiva ha permesso all'uomo, contrariamente a quanto accade per gli animali, di poter comunicare con asserzioni, valutazioni, opinioni e descrizioni ciò che accade ma, allo stesso modo, anche ciò che non è accaduto o che sarebbe potuto accadere. Accedere al campo della possibilità e del tempo (presente, passato e futuro), ha permesso all'uomo di costruire il proprio senso di identità e individualità, e di raccontare ciò che è, sarebbe potuto essere o potrebbe essere stato, unendo alla mera sequenza dei fatti, le credenze, le aspettative, le emozioni e tutto quanto appartiene al mondo interno e alla cognizione del narrante e dell'ascoltatore.

Con la comparsa del linguaggio descrittivo è stato possibile inventare e raccontare storie, creare e ricreare significati dando vita ai diversi mondi possibili.

La capacità di rendere plastica e viva la realtà ha permesso di sviluppare strategie flessibili di adattamento al mondo e all'ambiente sociale. Per poter raggiungere questo risultato e migliorare il modo di essere al mondo e nel mondo, l'uomo ha probabilmente attinto all'impulso verso il gioco.

Il gioco pone l'individuo in una nuova relazione con l'ambiente permettendogli di maneggiare e modificare quanto accade, e consente di rispondere agli eventi esterni e di essere sufficientemente liberi per osare curiosità e interesse. Il gioco, in altre parole, permette di agire nell'ambiente ascoltandone le esigenze e, in base a queste e ai propri interessi, esplorare, trovare nuove soluzioni, mettere in atto comportamenti e strategie innovativi.

Quando i fatti diventano storie e racconto (e, quindi, cominciano ad essere ricordati, raccontati e tramandati tra persone, contesti differenti o, addirittura, tra generazioni e nel tempo), diventano oggetto del linguaggio descrittivo e dell'attitudine ludica dell'uomo che, una volta ascoltato un racconto, tenderà a cambiarlo, a operare variazioni, a esagerare, omettere, inventare, dimenticare ecc. In questi comportamenti si affacciano i bisogni intimi e il lavorio inconscio di chi, di volta in volta, si trovi nella posizione di narratore, di colui che conserva una storia, o di ascoltatore.

Le nostre vite sono continuamente tessute di narrazioni, da quelle che raccontiamo o che ci sono raccontate, alle storie che sogniamo, immaginiamo o vorremmo poter narrare. Tutte vengono rielaborate nella storia della nostra vita che raccontiamo a noi stessi in un ideale monologo interiore incessante e ininterrotto.

I bambini, già all'età di tre o quattro anni, possono avere una buona comprensione di una narrazione, ammettendone la coerenza e la plausibilità, l'ordine e la struttura logica, ma anche le contraddizioni, la fantasia, le esagerazioni, e aspetti dell'immaginazione impossibili sotto la rigida lente del realismo.

I bambini, quindi, usano, sin da piccolissimi, un'attitudine ludica alla narrazione e alle relazioni; giocare con un racconto, e possedere la capacità di relazionarsi con gli altri e il mondo attraverso gli strumenti del gioco, garantisce una finestra che mette in comunicazione i bisogni interni e il mondo esterno e sociale, i desideri, i sogni e i bisogni del primo con il contesto nel quale questi verranno approvati, soddisfatti, oppure non riconosciuti o biasimati.

I bambini, crescendo, acquisiscono piacere e versatilità nella narrazione e diventano narratori sempre più competenti. Le motivazioni di questa spinta a narrare possono essere rintracciate nell'ambiente circostante, ad esempio, nell'esposizione a narrazioni, fiabe e storie, nell'incoraggiamento e negli elogi da parte di genitori e insegnanti per i primi tentativi di scrittura e racconto, e nel piacere personale nel veder realizzabili sogni e desideri, o azioni che nella realtà potrebbero non essere accettate, per le quali il bambino prova vergogna o timore. La finzione narrativa, inoltre, rientrando nell'attitudine ludica del bambino, può dare piacere e divertimento: quando un bambino ha terminato una narrazione, come alla fine di una Puntastoria, sente il piacere e la soddisfazione di essere autore di un racconto e di poter condividere quanto fatto con gli altri.

L'attitudine, spontanea e naturale, a organizzare l'esperienza in forma narrativa (sia fantastica, ludica che autobiografica), permette al bambino di sviluppare immaginazione e competenze emotive portandolo in contatto con il mondo sociale.

Un bambino quando crea una storia e gode dell'attenzione dell'adulto può avvertire piacere nel riconoscere strutture narrative familiari, nell'identificarsi con i personaggi, provare empatia, evadere in realtà fantastiche e di avventura, nell'avvicinare situazioni per lui difficili o emozioni spiacevoli, rassicurato dalla finzione narrativa e dalla presenza dell'altro, nell'acquisire conoscenze su di sé, e, ovviamente, nel giocare insieme.

Nel DNC (e, in generale, in una narrazione), riconoscendo e vivendo in maniera vicaria gli stati emotivi e le vicende dei personaggi che lui stesso ha contribuito a creare, il bambino acquisisce informazioni rilevanti sul mondo dell'interiorità e sulle emozioni, proprie e altrui: comprende le particolari circostanze che le causano più frequentemente, quando e come possono essere mostrate e comunicate, se e come devono essere controllate, come affrontarle, i motivi di alcuni atteggiamenti ecc.

Nel corso della crescita un bambino attraversa diverse tappe evolutive che caratterizzano il modo di raccontare, comprendere una storia, e dare ordine ai pensieri e alle azioni dei personaggi.

Nella prima infanzia (come è possibile constatare nei Disegni Narrativi con bambini di quattro e cinque anni), gli eventi della narrazione sono organizzati seguendo la forma di un copione in cui azioni ed eventi acquistano significato perché uniti da nessi di causa-effetto, referenziali e temporali.

Abbiamo visto come l'età migliore per partecipare a una Puntastoria, riuscendo a proiettare nei disegni e nel racconto il proprio mondo interno, sia quella scolare. A questa età, infatti, i bambini riescono a conferire al racconto una struttura intenzionale dove le azioni dei personaggi sono intimamente legate ai loro stati mentali, ai sentimenti, alle emozioni e ai desideri. Già bambini di sei anni riescono a collegare il mondo degli eventi fisici e quello degli stati mentali interni. Le sequenze delle storie che riescono a creare fanno spesso riferimento a stati mentali associati con la nascita, il cambiamento e l'adattamento delle azioni del racconto. Questo legame tra il mondo interno, le azioni dei personaggi, l'identificazione del bambino con essi, e il risultato delle azioni stesse in rapporto ai desideri e alle motivazioni che le hanno mosse, rende il racconto a questa età una finestra aperta e dinamica tra lo spazio intimo del bambino e quello della terapia e della relazione terapeutica.

Dagli otto anni i bambini riescono a inserire dei cambiamenti nella trama che ostacolino, ad esempio, la soluzione del conflitto che ha coinvolto i protagonisti, ritardando l'epilogo della storia così che diventi più ricca e possa comprendere altri personaggi che aiuteranno il protagonista oppure cercheranno di ostacolarlo. A questa età, dunque, le sfumature emotive di un racconto riescono a comprendere differenti caratteri, emozioni e intenzioni, permettendo al piccolo narratore di proiettare nella storia vissuti emotivi diversi, sia socialmente accettati e considerati necessari per un "bravo bambino", sia sentiti come vergognosi o additati dal contesto sociale come "sbagliati" e "cattivi".

A partire dai dieci anni, i bambini perfezionano ulteriormente il collegamento tra l'organizzazione di una storia e gli stati mentali, le azioni e le intenzioni dei personaggi, godendo della possibilità di rendere ogni narrazione sempre più personale e sensibile al proprio temperamento e ai propri sentimenti ed emozioni (McKeough, 1997).

Il DNC sfrutta la possibilità di fare di un fatto una storia, e di una storia un racconto. Un fatto non è una storia fino a quando non compariranno emozioni, intenzioni, aspettative, sentimenti, e gli accadimenti del mondo esterno non trovino una risonanza nel mondo interno di chi ascolta o racconta. James Hillman (1984) spiega questo passaggio citando lo scrittore Edward Morgan Forster: "Il re morì, poi morì la regina", scrive l'autore di Camera con vista e Casa Howard, è un fatto, "Il re morì, poi la regina morì di dolore" è una storia (Forster, 2000).

Una storia, ancora, diviene racconto quando è condivisa, quando un io e un tu si trovano insieme, ne condividono la trama come narratori e ascoltatori, e lasciano che le rispettive storie personali risuonino con essa. Lo spazio della trama/racconto è lo spazio della terapia, ciò che la Puntastoria vuole arricchire e penetrare.

Un fatto, dunque, non è una storia e non fa una storia. Essa, oltre a possedere una struttura complessa di episodi e collegamenti, è in sé trasformativa perché una buona storia racconta di una possibilità e di un cambiamento, da una situazione iniziale a una finale, attraverso una serie di vicissitudini dei protagonisti. In questa prospettiva la storia patologica del paziente (l'insieme del suo malessere e dei sintomi che lo hanno portato in terapia) è una "cattiva storia" non perché sia raccontata male, ma perché non presenta ancora delle soluzioni.

Se le narrazioni sono così importanti per la crescita di un bambino, non c'è da stupirsi che rivestano un ruolo fondamentale nello spazio della psicoterapia. Abbiamo visto come ogni comportamento del bambino sia una comunicazione, e come ogni comunicazione sia parte di una narrazione più vasta che comprende i motivi e i bisogni che spingono un bambino a comportarsi in un dato modo, o, ad esempio, a coinvolgerlo in un gioco, in un disegno o nel racconto di un evento.

La psicoterapia, come ogni attività che coinvolga una relazione e porti un individuo in contatto con gli altri, è fatta di narrazioni; si sviluppa assieme all'intreccio di storie e significati che la coppia terapeutica riesce a costruire; suo scopo è dare storia alla vita, garantirne il senso affinché il paziente, non importa bambino o adulto, possa portarvi il proprio sforzo immaginativo e le sue emozioni.

Dare storia alla vita vuol dire liberarsi dai vincoli del reale per avvicinare la realtà narrativa che paziente e terapeuta costruiscono e ridefiniscono assieme. Non avrà importanza che essa sia *vera* finché la manterremo *viva*.

È possibile, dunque, individuare nell'attività narrativa il fulcro del processo terapeutico. L'uomo costruisce e ricostruisce i propri mondi narrandoli; definisce i mondi possibili a partire dai propri atti immaginativi. La terapia viene così vista come un racconto, come un romanzo che abbia radici estetiche, emotive, motivazioni, struttura, una trama che sappia situarci nella vita e renda ragione del nostro essere nel mondo.

Seguendo la scia di pensatori e psicoterapeuti come James Hillman (1984), Erving Polster (1988) e Michael White (1992), che hanno posto enfasi e attenzione sulla narrazione come via principale per il cambiamento, possiamo guardare alla psicoterapia come ad una creazione artistica ed estetica che accompagna la coppia terapeutica mentre scrive la propria storia-romanzo.

Aiutare il paziente a ri-scrivere la sua biografia, il filo degli eventi che ne hanno causato sintomi e sofferenze, la prospettiva nella quale si muoveranno risorse e si operano gli sforzi per la "guarigione", è la strada con cui il terapeuta ne accoglie il mondo poetico e ipotetico: il paziente non rivivrà gli eventi del passato, ma li ricostruirà; rivestirà la realtà storica con le possibilità della realtà narrativa.

Accedere alla realtà narrativa, alla finzione, al "come se", ci permette di fare qualcosa del nostro passato, qualcosa di diverso da ciò che è stato. Gli eventi accaduti restano idealmente uguali a se stessi, noi, invece, cambiamo; cresciamo in esperienze e diventiamo capaci di ricreare il mondo per avvicinarci ai nostri desideri e ai nostri sogni.

Il cambiamento è dato dalla rinnovata capacità di creare storie sature di vita, in grado di offrire una nuova via per avvicinare i problemi. Michael White definisce queste narrazioni "storie uniche" e le contrappone alle "storie dominanti" che hanno segnato l'esistenza del paziente e sono "sature del problema" (White, 1992). Il terapeuta, dunque, dovrà aiutare il paziente a liberarsi dalle descrizioni sature del problema e incoraggiare la creazione di storie alternative.

Se la narrazione è veicolo di cambiamento, è utile osservare come ce ne siano alcune più efficaci di altre; spesso non è sufficiente narrarsi per promuovere un cambiamento. Quali sono, dunque, le "storie che curano"? Come una narrazione può essere efficace in psicoterapia?

Abbiamo visto come nella terapia con i bambini il gioco, il disegno e l'invenzione di storie siano strade preferite e naturali. La tecnica del DNC racchiude queste tre possibilità e le offre al bambino nel campo protettivo e trasformativo della relazione terapeutica.

L'insieme di queste componenti rende una storia capace di curare. Benché sia difficile definire cosa sia la psicoterapia, su quali basi funzioni e quali strade debba percorrere, è possibile intuirne la sostanza e il potere creativo e ricreativo nell'insieme delle aspettative che paziente e terapeuta mettono in campo (l'uno vorrebbe guarire, o semplicemente star meglio, oppure, forse, solo giocare e trascorrere un'ora piacevole ritrovando uno spazio che diviene man mano consueto e atteso, l'altro desidera offrire il proprio lavoro, la sua professionalità e un aiuto); nella relazione che si instaura tra i due, e tra loro due e il contesto familiare; nella capacità protettiva e contenitiva del terapeuta che permetterà al bambino di affrontare argomenti e emozioni altrimenti non comunicabili e pensabili; nei giochi e nelle attività che si scoprono insieme e si ridefiniscono nel corso degli incontri; forse persino nella tecnica del terapeuta e nelle teorie dinamiche e cliniche che ne hanno ispirato la formazione; nella possibilità per il bambino di proiettare nello spazio della terapia paure, affetti, sogni e difficoltà per parlarne e acquisirne consapevolezza; sicuramente nelle vite e nelle esperienze di ciascuno e, ovviamente, nel racconto della vita e dei suoi significati filtrati dal gioco, dal disegno, dal sogno, dagli affetti e dai desideri dei due co-narratori.

Le narrazioni in una psicoterapia diventano efficaci e acquistano potere trasformativo per il Sé della coppia e, singolarmente, per il paziente e per il clinico, quando riescono ad attivare o a riattivare le capacità immaginative; quando rendono possibili la creazione di simboli e aggiungono senso alle emozioni e ai sentimenti vissute e provati; quando danno significato alla gioia, al dolore e alla paura.

Nei paragrafi seguenti entreremo in dettaglio nella Puntastoria *Il lupo misterioso* (presentata nel primo capitolo), per approfondire gli aspetti legati a come un bambino possa proiettare in un DNC il proprio mondo interno, gli affetti, la relazione con i genitori, i pari e gli altri significativi, e per esaminare le caratteristiche psicologiche di questa tecnica e le capacità di accoglienza, contenimento e rêverie del terapeuta.

Entrare in una Puntastoria e nel racconto di un bambino ci permetterà di spiegare meglio le opportunità terapeutiche del DNC per il piccolo paziente, il ruolo del terapeuta, e l'importanza delle sue caratteristiche e regole.

Raccontare e raccontarsi permetterà al bambino di dare organizzazione al suo mondo interno, e consentirà alla coppia terapeutica (e al terapeuta che, adulto, spesso dimentica che il gioco è un racconto nella sua forma più pura ed essenziale) di attribuire significato all'esperienza. "La mente", ci ricorda ancora James Hillman, "è fondata nella sua stessa attività narrativa, nel suo fare fantasia" (Hillman, 1984, pagina III).

Quando un bambino crea una storia gioca e si esercita con i sentimenti dell'amore e della perdita, della morte e della vita, verifica i confini dell'immaginazione, della fantasia e dell'illusione.

Creare storie è un gioco, sebbene richieda tempo e raffinate competenze sociali, emotive e relazionali. Eppure è un gioco che nasce spontaneamente, portato dalla naturale competenza ludica e narrativa dell'uomo e dal bisogno di raccontarsi per costruire un senso di individualità e identità nel tempo.

3 L'identificazione proiettiva del bambino e il coinvolgimento del terapeuta

Sono state le Puntastorie di Achille a mettermi sulla sua strada e a farmi capire come avrei potuto aiutarlo. Nei primi incontri mi ero trovato in grande difficoltà: non riuscivo a realizzare uno scambio con lui, né ad avvicinarlo emotivamente. Qualsiasi cosa dicessi sembrava metterlo sulla difensiva. Nessun gioco destava la sua partecipazione e il suo interesse. La madre, inoltre, mi telefonava prima degli incontri informandomi che Achille piangeva ostinatamente e non voleva venire in terapia. Non voleva uscire di casa, come accadeva, da tempo, ogni mattina prima dell'entrata a scuola.

Abbiamo accennato alla storia di Achille nell'introduzione e nel primo capitolo, e abbiamo già conosciuto la sua Puntastoria *Il lupo misterioso* come esempio per proporre un DNC. Nel prossimo capitolo affronteremo in dettaglio la sua storia clinica e conosceremo la linea delle Puntastorie che descrive i suoi miglioramenti e le conquiste lungo tutto il percorso terapeutico.

In questo paragrafo, analizzando la Puntastoria *Il lupo misterioso*, ci concentreremo sulla capacità di rêverie del bambino e del terapeuta, e sulla proiettività e sull'identificazione proiettiva del bambino mentre disegna e racconta.

Achille non riusciva ad entrare facilmente in contatto con vicende che lo ferivano e con i sentimenti e il disagio che provava: bisognava trovare delle strade che gli permettessero di alleviare questa sofferenza; dei mezzi che gli consentissero di condividere ciò che viveva.

Il DNC ha rappresentato per noi questa possibilità. Il piacere che Achille metteva nel disegnare, a casa, a scuola e liberamente in terapia, ha favorito il nostro legame e ci ha messo subito a nostro agio. Disegnare e raccontare insieme, partendo da ciò che ad Achille piaceva fare, dai suoi soggetti e proposte, per arrivare alla Puntastoria (un "mio" disegno), ha fatto sentire il bambino libero di poter essere accolto; gli ha dato la sensazione di essere visto nella nostra relazione, che la sua vita meritasse attenzione. Un bambino, per comunicare ciò che lo fa star male, deve prima sentire di esistere.

La Puntastoria può rappresentare il "luogo immaginario" di cui scrive Dina Vallino (Vallino, 1998, 2009). È importante, per il bambino, trovare un luogo sicuro dove portare le proprie paure e incontrare i mostri più terribili, che, lontani dalla finzione narrativa della terapia, sarebbero troppo forti per essere avvicinati. Il racconto fantastico della Puntastoria diventa il luogo immaginario in cui ansie e dolore, ma anche gioia e risorse, vengono messi in campo tenendoli ad una distanza di sicurezza. Il foglio da colorare e da riempire di storie diventa uno schermo su cui la coppia terapeutica può proiettare problemi ed emozioni, e intravedere soluzioni e possibilità.

La protezione offerta dal mondo dell'immaginario, dalla finzione e dalla fiaba, dalla vicinanza del compagno di viaggio o dell'aiutante magico incarnato dal terapeuta, garantisce la distanza e l'immunità da paure che nel mondo reale appaiono troppo forti.

Dopo aver raccontato mostri, terrori, fragilità, contenuti ed eventi negativi e cattivi, il bambino potrà tornare al proprio mondo affettivo avendoli sconfitti e affrontati, oppure, semplicemente, lasciati nella storia e nel disegno in attesa di possedere altre risorse.

La Puntastoria diventa il luogo in cui sono raccolte ed elaborate le proiezioni del piccolo paziente e del terapeuta al fine di essere digerite, trasformate e restituite alla coppia terapeutica che potrà interiorizzarle nuovamente. Questo meccanismo dinamico può essere ricondotto al concetto di identificazione proiettiva.

Attraverso l'identificazione proiettiva, vista come un meccanismo dinamico evolutivo, il bambino può proiettare nella madre sentimenti intollerabili e quella parte del Sé vissuta come un oggetto interno cattivo (Klein, 1946, 1957). Accolti dalla madre, questi vissuti possono essere modificati e resi tollerabili per il bambino che potrà, quindi, reintroiettarli. Allo stesso modo, il terapeuta dovrà fornire il contenimento e il contenitore necessari alla terapia. In termini clinici potremmo affermare che il terapeuta dovrà mettere a disposizione l'ambiente e la capacità di contenimento (l'*holding environment* e la *holding function* di Winnicott, 1958, 1965), qualità materne centrali nello sviluppo del bambino, e la *funzione-contenitore* e di *rêverie materna* osservate da Bion (1962).

Thomas Ogden (1994) presenta l'identificazione proiettiva come un processo sia intrapsichico che interpersonale. Secondo l'autore statunitense, essa "è considerata come un gruppo di fantasie e relazioni oggettuali associate che riguardano tre fasi che insieme costituiscono una sola unità psicologica" (Ogden, 1994, pagina 46). Nella fase iniziale, chi proietta desidera, inconsciamente, di liberarsi di una parte del Sé, perché essa minaccia di distruggere altre parti vitali, oppure perché si avverte il pericolo che possa essere attaccata da altri aspetti interni e, quindi, si cerca di proteggerla ponendola in salvo all'interno di un'altra persona. Nella seconda fase, chi proietta esercita una pressione sul ricevente affinché si adegui ai contenuti proiettati e si comporti di conseguenza. È così che un processo psichico intrapersonale diviene relazionale, coinvolge un'altra persona e ne condiziona, in modo inconscio e implicito, l'intimità e il comportamento. Nell'ultima fase, chi riceve la proiezione la modifica, la trasforma per restituirla al campo della relazione e, nella misura in cui essa viene reinteriorizzata con successo, offre la possibilità per il cambiamento psicologico e la crescita personale. L'identificazione proiettiva, così intesa, costituisce contemporaneamente un tipo di difesa, una forma di comunicazione, un modello primitivo di relazione oggettuale e una strada verso il cambiamento psicologico (Ogden, 1994).

Inserendo il DNC nella dinamica tra chi proietta e chi riceve la proiezione, avremo uno spazio intermedio che servirà da luogo di incontro tra bambino e terapeuta. In questo luogo immaginario, depositario di disegni e storie, il bambino potrà portare ciò che avverte come cattivo e pericoloso per il proprio Sé e ciò che sente come buono e protettivo. Nello spazio e nel tempo della storia fantastica, contenuti buoni e cattivi possono essere messi insieme, in relazione gli uni con gli altri, senza che il bambino si senta minacciato o in pericolo. In questo contenitore, sicuro e condiviso, arriveranno anche parti del terapeuta (interventi, disegni, emozioni) che permetteranno al piccolo paziente di sentirsi accolto da un'altra persona, rassicurato dalla finzione ludica e dalla possibilità di riorganizzare sentimenti e bisogni per reinteriorizzarli.

Ciascuno dei partecipanti a un DNC (il piccolo paziente, il terapeuta, la loro coppia, lo spazio del foglio e della storia), rappresenta una parte del contenitore terapeutico nel quale può avvenire il cambiamento possibile. Lo psicoterapeuta, disegnando e giocando assieme al bambino, può partire da ciò che il piccolo paziente è in grado di affrontare, sfruttando i modi che gli sono propri e più comodi (come il gioco, il disegno e il racconto), e, gradualmente, orientarsi verso ciò che è rifiutato o ritenuto minaccioso. Giocare, disegnare e raccontare in terapia permettono al bambino di integrare al meglio gli affetti dolorosi ma, allo stesso tempo, sono una difesa contro questi.

Il processo dinamico dell'identificazione proiettiva accade costantemente in ogni relazione terapeutica, e in tutte le interazioni umane, e descrive bene il modo in cui il mondo interno di ciascuno incontra quello degli altri per uscirne mutato trasformando a sua volta.

La Puntastoria aggiunge, accanto all'identificazione proiettiva tra paziente e terapeuta, un luogo intermedio di incontro che non si trova esattamente né in chi proietta né nel ricevente la proiezione, ma è creato nella dinamica del gioco, nelle regole e nelle prese di turno che fanno emergere immagini e storie. In questo modo, paziente e terapeuta proiettano insieme, o alternandosi in un vero e proprio dialogo, e contribuiscono a una prima presa di contatto con sentimenti a volte dolorosi, difficili da metabolizzare e carichi di conflitti, e alla loro trasformazione in risorse, soluzioni e punti di vista alternativi.

Il compito del terapeuta che partecipa a una Puntastoria è duplice: da una parte gioca con il bambino e prende parte alla relazione in modo pieno e simmetrico, dall'altra mette a disposizione uno spazio di contenimento e trasformazione dove il bambino potrà mostrarsi, farsi scoprire e vedere. È in questo modo che il DNC diventa un mezzo per entrare in contatto con il bambino e far sì che la sua esperienza e il racconto implicito che ne fa diventino realtà concreta ("carne e sangue", scrive Winnicott) che può essere raccontata e confidata.

Cercheremo di chiarire meglio questi concetti analizzando la Puntastoria *Il lupo misterioso* trascritta nel paragrafo 1.1 (figura 4).

Il lupo misterioso è la seconda Puntastoria di Achille, creata durante il terzo incontro di terapia. È il bambino a propormi di realizzarne un'altra perché a lui piace disegnare, mi confida, e questo gioco, conosciuto nell'incontro precedente, lo aveva divertito molto.

L'inizio della storia è significativo. "C'era una volta un lupo molto affamato" ci porta subito in un tempo lontano, il tempo proprio della fiaba e del racconto fantastico; sembra che qui Achille possa essere al sicuro persino da un lupo molto affamato e potenzialmente pericoloso. L'immagine che suscita in me questa prima descrizione ha a che fare con due aspetti di Achille: il bisogno (la fame) di essere visto e considerato dagli altri (dai genitori, soprattutto, dalle maestre, dai compagni di scuola e da me), e il malessere e i sentimenti negativi che vive, verso i quali si sente impotente.

Ci stiamo conoscendo e Achille mi sta comunicando qualcosa che potrebbe essere una traccia per il prossimo futuro della terapia: "Sono molto affamato!", – di attenzioni? D'affetto? Di sicurezze? – e, insieme: "C'è qualcosa che mi spaventa!". È una comunicazione e una richiesta di aiuto: "Guardami, fai attenzione a me! Potrai aiutarmi? Potrai proteggermi e insegnarmi a farlo?".

Gli scenari aperti in me da una sola frase, all'inizio del suo racconto, suggeriscono emozioni intense e una grande energia accumulata (come la mancanza di cibo che alimenta la fame).

Il protagonista della storia è una mia immagine, che Achille prende subito come sua al momento di raccontare. L'atteggiamento del bambino fin dai primi incontri di terapia è stato di disponibilità e complicità durante tutto il tempo trascorso insieme (ricorderete, invece, come, a casa prima dell'incontro, affermasse di non voler incontrarmi); prendere una mia immagine è un segno forte di condivisione e di desiderio di vicinanza. I nostri inconsci e le nostre capacità immaginative sono da subito messe in comunicazione.

Le immagini scelte da Achille sembrano dettate dalla gestalt percettiva della Puntastoria. Il disegno generale, preso nella sua interezza, ricorda la forma di uno stivale, o di un piede, e Achille, durante le sue prese di turno, elenca una serie di immagini che non si allontanano dalla forma complessiva suggerita dal disegno geometrico di partenza: appariranno così un piede, una scarpa col tacco e una calza. Durante la fase del disegno sembra che non riesca a lasciarsi andare e a liberare l'immaginazione; saggia la nostra relazione con prudenza ed è più attratto dal processo del gioco che dal suo contenuto. È come se si esponesse poco e gradualmente, per conoscermi meglio e capire se possa fidarsi, se io sia una persona e un compagno di giochi che sarà capace di stare assieme a lui e aiutarlo.

Con le mie scelte ho cercato di offrirgli la possibilità del movimento (l'aquilone e il vento), dell'azione (il lupo), e uno spazio potenziale capace di proteggere e custodire, da cui si può partire e dove si può tornare (una casa). L'insieme di questi elementi (un luogo, un oggetto e un personaggio) avrebbero potuto mettere in moto una storia e garantire ad Achille, prudente e guardingo, una via per andare, per accendersi e raccontarsi.

Achille era un bambino minuto, fisicamente più piccolo della sua età, con dei lineamenti delicati e una voce esile e timida; i suoi gesti, nel gioco e nel disegno, erano pacati e brevi. Quando comincerà a raccontare, con un sorriso timido e la voce timorosa, prenderà vita una storia complessa e articolata, che racconterà di lui e della sua intimità.

La staticità delle sue immagini iniziali, dettata dalle paure e dall'ansia, descrive come si presenti agli altri e come viva le giornate a casa e a scuola: è la descrizione del sintomo che lo ha portato da me e gli ha permesso di avere l'attenzione dei genitori. Achille proietta sul foglio della Puntastoria quella parte del Sé che avverte minacciosa e distruttrice, il sentirsi impaurito, bloccato e impotente, che non gli consente di stare con gli altri e non permette alla sua immaginazione di prendere voce.

Quando comincia il racconto, ha la possibilità di prendere le mie immagini (nate accanto alle sue per rispecchiarle, riconoscerle e bilanciarle). Attraverso esse offro ad Achille il contenimento e il contenitore dove contattare emozioni e sentimenti. All'interno del gioco, nella nostra relazione, nella finzione narrativa della storia fantastica (dalla quale può riemergere se si sentisse in pericolo, proprio come ci si desta da un brutto sogno), Achille mostra ciò che lo spaventa e mi permette di scoprire il suo lato chiuso, depressivo e mortifero che porta dentro con fatica e dolore.

Sentire la possibilità di lasciare nello spazio/tempo del disegno/racconto parti cattive, dolorose e pericolose, permetterà ad entrambi di sfruttare la forza trasformativa della propria capacità di rêverie per rendere pensabile quanto non poteva né doveva esserlo.

La Puntastoria continua e descrive il nostro "lupo affamato" in cerca di una casa, verosimilmente per trovare del cibo. È utile sottolineare la natura simbolica di questo cibo: per essere in forze, per star bene e vivere, il lupo/Achille ha bisogno di qualcosa di nutriente che l'immagine della casa avvicina alla famiglia e all'amore dei genitori. Achille ha bisogno di sentirsi amato e accettato: deve sapere che può mostrarsi com'è perché i suoi genitori lo vorranno. Questa prima impressione, che descrive i suoi desideri, si scontra con la realtà che vive, con la solitudine, l'angoscia e l'impotenza che sente.

La casa che ha trovato è vuota: non ci sono persone, non ci sono genitori; nessuno con cui si possa stare. In questa casa non c'è cibo che sappia sfamare: non c'è affetto (non ancora almeno), e gli unici oggetti presenti sono calze, aquiloni, piedi di bambole e scarpe col tacco. Sembrano oggetti casuali, rotti senza che nessuno li ripari, lasciati in disordine in una casa abbandonata.

Ritorna l'immagine che Achille aveva dato di sé la settimana precedente creando la prima Puntastoria. Allora il suo racconto si apriva con la frase: “C’era una casetta abbandonata ma ben funzionante”. Era il modo in cui si presentava; ciò che lasciava nel contenitore della terapia affinché guarisse.

Il lupo si addormenta stanco e affamato, ma ora è al riparo: è giunto in un luogo in cui riposare e attendere fiducioso che qualcosa accada.

Achille è in difficoltà (è una casetta abbandonata e un lupo affamato); disegna per me ciò che chiede alla terapia (è una casetta ben funzionante che desidera essere abitata, un lupo che cerca una casa da abitare: una casa, però, in cui ci sia già qualcuno); mi suggerisce che ha delle risorse e indica per noi la strada da intraprendere.

Proseguendo il racconto, descrive come il lupo affamato abbia trovato una famiglia. Per tanti mesi, fino alla fine dell’estate, potrà ora essere curato e accudito. Eppure, passato questo tempo, bisognerà andare: sembra che il periodo vissuto in questa casa sia soltanto un momento di passaggio e di crescita. Achille/Lupo attraversa una gestazione simbolica in cui è nutrito con amore e d’amore. Quando sarà pronto per la rinascita e il cambiamento dovrà abbandonare la casa/utero e andare di nuovo per il mondo.

La storia utilizza un accadimento drammatico: il lupo sarà abbandonato; dovrà andare in un canile; verrà lasciato solo al suo destino.

Achille mi dimostra come anche il lupo sia “ben funzionante” e, durante il tragitto che lo porterà in canile (il luogo della tristezza e della paura che lui stesso vive a scuola o quando è costretto a stare in mezzo agli altri), spiccherà un balzo con cui guadagna la libertà assumendo le fattezze di un cane.

Il lupo è ora un cane docile e addomesticato che può vivere in una famiglia senza esserne scacciato, bensì accolto, coccolato e amato.

La metamorfosi da lupo affamato a cane, animale fedele e domestico per eccellenza, è – sento – ciò che Achille desidera per sé.

A questo punto, il cane comincia il suo viaggio di ritorno: vorrebbe cercare la famiglia in cui ha vissuto quando era un lupo e per questo vaga di casa in casa. Anche il padre dei bambini lo sta cercando perché si è affezionato a lui, gli vuol bene e lo rivuole con sé.

La storia comincia a riempirsi di amore e di relazioni nutrienti.

Il padre si muove per cercarlo, e dell'affetto del suo papà, che non vorrebbe mai deludere, Achille sente un gran bisogno.

Quando avrà cominciato il suo cambiamento – diventato un cane-lupo – Achille potrà essere libero di mostrarsi anche fragile e bisognoso, di chiedere la vicinanza e l'affetto dei genitori. Così il nostro cane, nel tentativo disperato di trovare un "posto in cui stare", si ferisce e dà alla storia e ai suoi genitori la possibilità di riportarlo a casa.

Quando sentirà che i genitori lo accolgono e gli vogliono bene senza che debba fare alcunché, quando avvertirà che il loro amore è per lui gratuito, potrà mostrarsi nuovamente forte, proprio come un lupo che salva degli uomini in una bufera. La natura ferina del lupo torna nella storia per dare forza e coraggio ad Achille. L'unione delle due nature, il cane e il lupo, è simbolo della possibilità per il nostro piccolo paziente di poter essere fragile e forte insieme, bisognoso di cure e di amore ma anche capace di darne.

È così che il cammino di Achille potrebbe realizzarsi. Forse è questa la strada che dovrà seguire la terapia, il nostro stare insieme alla ricerca, per sentire e costruire la propria casa interiore, per amare ed essere amati, per mostrarsi sapendo che si verrà visti.

Durante la fase dei disegni sia io che Achille siamo stati liberi di proiettare nel foglio le nostre immagini, gli stati interni che avremmo desiderato mostrare all'altro, ciò che inconsciamente o consciamente abbiamo pensato utile e importante per la relazione terapeutica. È interessante cogliere la possibilità di riconoscere contenuti che sappiamo non appartenerci: non li abbiamo messi noi nel foglio e per questo possiamo ricondurli all'altro, accoglierli o rigettarli, in ogni modo farne qualcosa.

Come abbiamo osservato, Achille ha messo nella Puntastoria ciò che lo angosciava e ha descritto come questo lo facesse sentire, ma ha potuto anche portare nel campo terapeutico le risorse giuste da usare e valorizzare. In altre parole, ha presentato il problema e la sua soluzione chiedendo il mio aiuto per raggiungerla.

La Puntastoria, nei momenti e nelle parti che la compongono, può essere avvicinata alla struttura del sogno. Come in un sogno, anche nel DNC sono presenti un tempo, un luogo e dei personaggi (le *dramatis personae*); uno svolgimento di azioni ed eventi (la *desis*); un'acme, un momento culminante che può essere rappresentato da una trasformazione, da una catastrofe, da una decisione determinante o addirittura fatale (la *krisis*); e la risoluzione del dramma, il finale della storia e delle vicende che contiene (la *lysis*).

Compito del terapeuta sarà accogliere ciò che il paziente porta e propone, e offrire lo spazio e i modi per il cambiamento possibile. Questa importante funzione, che abbiamo già definita di contenimento e contenitore, permette al piccolo paziente di condividere con l'altro contenuti che non potrebbe usare, che sono avvertiti come nocivi e pericolosi, e risorse che ancora non padroneggia o di cui non è consapevole.

Le identificazioni proiettive incrociate di paziente e terapeuta durante una Puntastoria usano lo spazio intermedio del foglio da disegno come "luogo immaginario" in cui vedere i propri contenuti e i contenuti dell'altro vicini e insieme. Creare immagini che diventano reali ("carne e sangue") aiuta il bambino ad allontanare da sé, alla giusta distanza per sentirsi al sicuro, gli elementi su cui la coppia terapeutica lavorerà. La concretezza delle immagini e della storia (raccontata, scritta e letta) sottrae potere alle angosce impensabili del bambino e gli suggerisce che queste possano essere conosciute e attraversate. Lo spazio intermedio della Puntastoria è un "contenitore attivo": non si limita a ricevere gli elementi del bambino e del terapeuta, ma ne favorisce la maturazione e il cambiamento integrando contenuti e risorse degli attori della terapia.

La portata simbolica della Puntastoria di Achille si mostra nel titolo che, come negli altri Disegni Narrativi del bambino, non ripete banalmente il contenuto delle storie ma aggiunge qualcosa e arriva lucidamente alla caratteristica più importante e preziosa per il buon fine degli eventi, per esprimere la potenzialità di essere e divenire. Il titolo "Il lupo misterioso" porta insieme gli aspetti dei personaggi del racconto e racchiude il potere trasformativo e generativo della psiche di Achille. Questo cane/lupo ha qualcosa di magico, può vivere una metamorfosi, può curare e salvare, custodisce una segreta possibilità di cambiamento e di vitalità: troverà, infine, una famiglia, una fidanzata e avranno tanti figli.

4 Alcune caratteristiche del Disegno Narrativo Condiviso: cornice, contesto, contenimento

Dopo aver scritto di come bambino e terapeuta usino i disegni e il racconto di una Puntastoria, delle proiezioni e delle identificazioni proiettive di entrambi e della funzione di rêverie della coppia terapeutica, cercheremo di illustrare alcune caratteristiche del DNC che permettono queste dinamiche e favoriscono le qualità di accoglienza e cambiamento nel percorso terapeutico.

Farò riferimento a tre sostantivi, *cornice*, *contesto* e *contenimento*, che sottendono differenti qualità dell'interazione terapeuta-bambino e della relazione terapeutica in generale.

Il termine *cornice* ci porta alla forma iniziale di una Puntastoria: l'insieme dei punti uniti da linee rette e curve e alla figura geometrica chiusa da essi costruita (figure 1 e 2).

Cornice deriva dal greco koronis – koronidos: ogni cosa piegata e curvata, e, in origine, dalla radice indoeuropea KAR che vuol dire "volgere in giro", da cui, ad esempio, anche le voci *corona* e *curvo*.

All'inizio di una Puntastoria, unendo i punti in modo che "nessuno di essi resti solo", terapeuta e bambino creano il *luogo immaginario* nel quale la storia fantastica potrà accadere e stabiliscono i confini del temenos (il recinto sacro che raccoglie le forze della vita e della natura per favorirne il cambiamento e la rinascita).

La metafora offertaci dal temenos può spiegare come lo spazio interiore della psicoterapia abbia inizio. Nell'antica Grecia il temenos era un appezzamento di terreno che veniva espropriato per essere concesso alla costruzione di un santuario o di un tempio. Così, un terreno che era servito per i pascoli oppure per essere coltivato, diventava un luogo di culto, recintato affinché se ne conoscessero i confini sacri (magici), e si potesse creare, attraverso una porta, un varco tra il mondo esterno degli uomini e lo spazio interno in cui gli dèi sarebbero stati disponibili ad incontrarli. Entrando nel mondo di anima (e, dunque, anche nella psicoterapia), il temenos è per estensione la stanza di analisi, la stanza dei giochi, la dimensione intima tra terapeuta e paziente, un foglio su cui si disegna, un luogo chiuso, protetto e che sa proteggere.

Volgere in giro, *piegare* e *curvare* per creare insieme uno spazio chiuso vale formare un contenitore per le emozioni e i sentimenti; un luogo in cui paure e angosce potranno essere viste e toccate, sicuri che, da sole, non potranno varcare i confini e tornare per nuocere e spaventare.

La coppia terapeutica enfatizza, in questo modo, la dimensione dello stare e dell'essere insieme nell'affrontare sintomi, disagi e sofferenze. "Nessun punto dovrà restare solo" è una dichiarazione di intenti e disponibilità che il terapeuta offre al bambino, come a dire: "Qui non sarai solo ad affrontare le tue paure; saremo insieme, e insieme cercheremo senso e significato per quanto vivi e hai vissuto".

La cornice della Puntastoria creata all'inizio di un percorso clinico contribuisce a stabilire i confini sicuri della relazione terapeutica. Disegnare insieme, nella Puntastoria come già nello Scarabocchio di Winnicott, porta molto vicini terapeuta e paziente e può suscitare un'intesa profonda che dà a ciascuno la sicurezza sufficiente per cominciare a cercare l'altro. Tuttavia, bisogna considerare che la Puntastoria, come lo Scarabocchio, è solo una delle possibilità in una psicoterapia. Spesso accade che un bambino ne realizzi poche, o addirittura solo una o due, pur seguendo un percorso terapeutico di anni. Probabilmente, eseguire molte Puntastorie ne diminuirebbe la spontaneità e la proiettività e, al contempo, aumenterebbe le resistenze del piccolo paziente proprio in virtù dell'efficacia e della forza con le quali il DNC sa porsi in relazione con le parti ancora non organizzate del Sé. Un altro fattore che può spaventare alcuni bambini è la grande libertà di inventare storie e realizzare immagini. Anche se vincolati da regole minime (bisogna unire tutti i punti e usare ciascun personaggio immaginato), cui il bambino può comunque derogare senza che il gioco si interrompa o non riesca, il DNC comporta pochi limiti. Questa grande libertà, e in una relazione di gioco subito confidenziale e vicina, può inibire alcuni bambini. Lo stesso Winnicott, scrivendo della consultazione terapeutica e dello Scarabocchio, afferma che non sarebbe opportuno lavorare per molte ore con questa tecnica perché: "Tutti i problemi del transfert e della resistenza cominciano ad apparire e la terapia dovrà essere condotta seguendo le linee del trattamento psicoanalitico" (Winnicott, 1971a, pagina 20).

Il terapeuta che voglia utilizzare il DNC dovrà altresì tener conto che alcuni bambini, soprattutto se molto piccoli, manifestano i propri vissuti, emozioni, sentimenti e paure, attraverso il comportamento e l'azione nei quali la vita fantasmatica e il mondo interno sono rappresentati e simbolizzati in maniera meno efficace che nel gioco o nel disegno. "Costringerli" ad esprimersi attraverso un mezzo più mediato, espressivo e simbolico (come il disegno e l'invenzione di storie) potrebbe condurre la coppia terapeutica a colludere mettendo da parte aspetti importanti della vita del bambino.

Ma torniamo al nostro discorso sulle caratteristiche psicologiche della Puntastoria e occupiamoci della relazione tra cornice e contesto.

I punti iniziali di un DNC potrebbero essere considerati la "storia da scoprire". In questi pochi elementi è racchiusa la "vera vicenda" del bambino, e la storia che verrà inventata, partendo dalle linee che li uniranno, sarà soltanto una tra le infinite capaci di dar loro voce e racconto.

La realtà delle stelle, abbiamo scritto all'inizio di questo capitolo, è polisemica perché la vicinanza apparente tra loro suggerisce all'immaginazione umana vicende e storie differenti. È sufficiente, dunque, un piccolo accesso, grezzo e insaturo (le luci del cielo o i punti su un foglio), per inventare storie complesse, esemplari per l'uomo e personali per un bambino. Da un punto appena visibile, dunque (l'unico elemento grafico che, in ogni lingua scritta, non possa essere scomposto in segni più piccoli; minimo e potente come un seme), può nascere il racconto personale, rispettoso della nostra interiorità, che dirà cosa abbiamo vissuto, cosa sentiamo nel qui ed ora, e dove dovremo andare.

Quando i punti saranno uniti, seguendo uno degli infiniti intrecci di linee possibili, cominceremo ad avere, all'interno della *cornice* iniziale, un *contesto* per i contributi della coppia terapeutica.

Passare dalla forma grafica e percettiva della cornice al concetto di contesto, porta, nel luogo immaginario creato, i contenuti e i significati che paziente e terapeuta cominciano a proiettare e condividere.

Contesto deriva dal latino *cum-textere*: tessere insieme, intrecciare. Ciò che verrà tessuto sono contenuti differenti che andranno a creare una trama, come i fili colorati di un arazzo che disegnano scene e personaggi, o la serie e il concatenamento di eventi di cui si compone una scrittura.

Quando la cornice, come oggetto contenitore, è stata creata, bambino e terapeuta potranno cominciare a immaginare e raccontare. Alla fine della fase del disegno, il bambino inventerà la sua storia e la condividerà. Il terapeuta potrà, ora, porre attenzione ai contenuti della storia stessa e al modo in cui il bambino la racconta.

In un DNC, dunque, sarà presente una *storia*, data dall'insieme dei contenuti che la compongono, e un *discorso*, ossia il modo in cui il piccolo paziente inventa e racconta (cfr. Benveniste, 1966).

Il *discorso*, così inteso, può fornire indicazioni sul benessere emotivo e psicologico del bambino seguendo criteri come l'accuratezza, la coerenza e la profondità della narrazione, la capacità di attribuire stati mentali e intenzioni ai protagonisti, di organizzare narrazioni dettagliate, di riuscire a presentare e, quindi, risolvere contraddizioni emotive e logiche (Fonagy e Target, 2001).

Il modo in cui il bambino racconta e i contenuti della sua storia, tuttavia, non sono accolti passivamente dal terapeuta. Questi si porrà in modo sufficientemente aperto da sviluppare soluzioni alternative, significati differenti, e aiutare il piccolo paziente a formulare pensieri e considerare altri punti di vista, spesso quelli che partono dalle sue risorse anziché dai sintomi e dai problemi.

Le narrazioni del bambino sono estremamente utili perché, anche se non si riesca immediatamente a comprenderne il senso, possono rappresentare dei suggerimenti a ciò che il terapeuta non ha ancora capito o non conosce. Partendo da questo scambio di influenze e informazioni, paziente e terapeuta contribuiscono con le rispettive proiezioni e identificazioni proiettive incrociate a costituire il campo della terapia (Ferro, 1992; Willy e Madeleine Baranger, 2011).

Ovviamente nel campo della terapia non saranno presenti soltanto le proiezioni della coppia terapeutica, ma entreranno anche quelle dei genitori del bambino (in un'ottica complessa dovremmo tener conto, allo stesso modo, dei genitori del terapeuta e dei legami fantasmatici o reali di entrambi). Le identificazioni proiettive del genitore sul bambino, che quest'ultimo introietta e porta con sé nelle relazioni e nel rapporto terapeutico, non hanno lo scopo di espellere contenuti psichici indesiderati, ma mirano a ristabilire un legame con persone ed esperienze del proprio passato (in particolare con i genitori: i nonni del bambino), a rielaborare conflitti che appartengono all'infanzia, e, in alcuni casi, a tentare di elaborare, attraverso la relazione con il figlio, perdite e lutti rimasti in sospeso (Palacio Espasa, 1995).

Da quanto scritto, si può intuire che i ruoli narrativi rivestiti dai personaggi di una Puntastoria sono sia interpersonali che intrapsichici e riguardano tanto il piccolo paziente quanto il terapeuta e la coppia terapeutica.

L'ultimo sostantivo di cui ci serviremo per descrivere le caratteristiche psicologiche del DNC è *contenimento.*

La parola contenimento fa riferimento al "tenere insieme; fermare" (dal latino *cum-tinere*). Seguendone l'etimologia in maniera letterale, per giungere alla semantica che ancora oggi gli attribuiamo, dovremmo pensare questo "tenere insieme" riferito a due o più elementi o parti, ma potremmo anche attribuirlo a due persone che tengono insieme qualcosa, che fermano dei contenuti (elementi che, letteralmente, sono dentro di noi) per poterli usare, per servirsene. Quest'ultimo punto di vista ci restituisce l'immagine di due persone (nel nostro caso, paziente e terapeuta) unite in uno sforzo comune che, in questo libro, chiamiamo psicoterapia.

Entrambe le accezioni che abbiamo dato al termine contenimento, tuttavia, raccontano qualcosa di un percorso terapeutico e si completano a vicenda. Tenere insieme parti differenti, ma che ci appartengono, descrive il processo di integrazione e individuazione che ciascuno è chiamato a mettere in opera. Accade, a volte, che gli elementi da integrare non siano visibili per noi, non siamo consapevoli della loro presenza e importanza, oppure li teniamo distanti perché indesiderati o ritenuti nocivi (come nell'identificazione proiettiva). In queste circostanze, come accade in terapia e nel DNC, un'altra persona può aiutarci a vederli, trasformarli e reintegrarli.

Al culmine di questo processo, il piccolo paziente ha la possibilità di completare un percorso che lo ha visto attraversare la fase del *tenere insieme parti di sé* che non potevano essere conciliate e considerate proprie (nella Puntastoria ciò è fatto immaginando e proiettando i contenuti interni nello spazio/cornice del foglio e della forma geometrica chiusa di partenza), la fase del *tenere assieme ad un altro* (il terapeuta, compagno di gioco e di terapia, che mette nel campo la sua funzione di rêverie e la capacità di contenere il bambino e le sue angosce), per giungere all'ultima fase del processo che potremmo definire del *tenere in sé*: a questo punto, grazie al lavoro speso assieme al terapeuta, il bambino può riappropriarsi dei contenuti proiettati inizialmente, che non riusciva ad integrare nel suo mondo interno, per contenerli e comprenderli. I contenuti di partenza saranno stati trasformati e rielaborati dalla funzione incrociata di rêverie della coppia terapeutica nel contenitore gioco/racconto della Puntastoria, e saranno, quindi, adatti per essere reintroiettati e fatti propri dal bambino; anche quest'ultimo, infine, sarà cambiato per aver vissuto l'esperienza terapeutica del gioco e del racconto, così il terapeuta e la coppia terapeutica.

Parte seconda

ESEMPI CLINICI

Capitolo terzo

La storia terapeutica di Achille

Quando Achille arriva in terapia ha da poco compiuto 10 anni e, riferiscono i genitori, è molto chiuso, soprattutto con i compagni di classe e i pochi amici della scuola calcio. Ogni novità sembra spaventarlo e angosciarlo più di quanto ci si potrebbe aspettare. In diverse occasioni non è riuscito ad entrare a scuola, preda dell'ansia e di forti mal di pancia che cominciano a comparire sin dalla domenica pomeriggio (quando inizia a preoccuparsi della settimana scolastica che comincerà l'indomani).

I genitori, in queste occasioni, si sentono impotenti e inadeguati, chiedendosi se sia giusto forzarlo, e in che modo, oppure permettergli di restare a casa. Chiedono il mio aiuto perché, trascorse le vacanze di Natale, Achille non è più rientrato a scuola ed è assente dalle lezioni da quasi due settimane.

In terapia Achille è tranquillo e molto collaborativo, attratto dalle esperienze di gioco e dalla possibilità di disegnare e inventare storie, ma resta chiuso se deve parlare in maniera esplicita delle difficoltà a scuola, sia per i compagni sia per le due maestre (Achille rifiuta soprattutto una di loro, l'insegnante di italiano, verso la quale si mostra diffidente e spaventato, ma di cui cerca e desidera l'approvazione).

Nei primi mesi del percorso terapeutico mi sono occupato di creare uno spazio sufficientemente accogliente e tranquillo in cui Achille potesse sentirsi a proprio agio, cercando di modulare momenti tranquilli e di attesa (seduti, parlando, disegnando o ascoltando una fiaba) ed altri più vivaci (come dei giochi insieme in piedi e in giro per la stanza di terapia), per favorire la nascita di un terreno fertile dove potesse sentirsi al sicuro e portare la propria intimità.

Nonostante Achille si presentasse sereno e tranquillo, raccontando giornate sempre uguali, senza alcuno scossone o imprevisto (anche quando la settimana, dal breve accenno fatto dalla madre prima che il bambino entrasse nella stanza di terapia, fosse stata difficile, con assenze da scuola, rabbia e aggressività a casa verso i genitori e la sorella maggiore, ansia nell'andare agli allenamenti di calcio e ai nostri incontri), nelle Puntastorie apparivano paure e timori, rabbia e difficoltà. Così, la tranquillità del suo viso diveniva tensione e tristezza sui volti dei personaggi, per assumere i contorni della rabbia e del pericolo nella storia o, in alcuni casi, soltanto nel titolo finale.

Creare le sei Puntastorie del nostro viaggio terapeutico mi ha permesso di conoscere quanto Achille fosse aperto e volesse/dovesse lasciarmi qualcosa (forse parte del peso delle sue emozioni), ma che ciò fosse possibile solo lentamente o alla fine dell'incontro, quando lui sarebbe andato via e le emozioni per lui ancora difficili da gestire e toccare, sarebbero rimaste nella stanza di terapia, nel titolo o nel disegno della Puntastoria.

1 C'era una casetta abbandonata ma ben funzionante

Achille crea la prima Puntastoria durante il secondo incontro del percorso terapeutico. La possibilità di disegnare e colorare lo attrae subito e gli permette di cominciare a conoscermi senza dover parlare per troppo tempo, rispettando così la timidezza e il timore per il fatto di essere in una stanza con un adulto estraneo (un dottore!), probabilmente per parlare del suo comportamento che esaspera i genitori e delle ansie e del forte disagio che, a volte, prova.

"Il riccio molto arrabbiato" (Achille, 10 anni e 1 mese, secondo incontro di terapia, figura 3): papillon, *riccio*, pesce, *pesce spada cucciolo*, una stella ammaccata, *un foglio stropicciato*, una pentola (le immagini di Achille sono scritte in corsivo).

C'era una volta una casetta abbandonata ma ben funzionante. Ci abitava un riccio grosso come un uomo che si cibava con le stesse cose degli uomini; si era vestito con un papillon al collo mentre stava cucinando un pescespada cucciolo e un pesce normale in una pentola arancione. Finita la cena si mise di fuori a guardare le stelle, ma ce n'era solo una. Mentre guardava le stelle trovò un foglio stropicciato. Lo aprì e c'era scritto: "Domani mattina ti verranno a prendere". Il riccio, molto preoccupato, se ne andò subito nella foresta. La mattina dopo vennero gli zoologi a prenderlo, solo che non lo trovarono e il riccio era salvo!

L'atmosfera tranquilla e rilassata dell'incontro e dell'inizio del racconto si approfondisce verso la paura e l'angoscia che attanagliano Achille nei momenti di maggiore difficoltà, ad esempio alla ripresa della scuola il lunedì mattina o dopo le vacanze, oppure quando è costretto ad esporsi agli altri, soprattutto se estranei.

L'incipit della storia/fiaba è tradizionale e rassicurante, "C'era una volta", ma introduce, subito, una complessità significativa: "una casetta abbandonata ma ben funzionante" che sembra raccontarci lo scenario emotivo triste e sofferente col quale Achille è arrivato all'inizio della terapia (la casetta è abbandonata e, quindi, sola), ma ci rassicura che esistono delle risorse cui attingere (la casetta è ben funzionante).

Il diminutivo e gli aggettivi scelti da Achille rendono questo luogo di partenza potenzialmente accogliente e buono. Lo stesso Achille si presenta a me e alla terapia dicendo che si sente solo, abbandonato, ma è ben funzionante: ha tutto ciò che occorre per essere una buona casa e ha bisogno dell'affetto e dell'amore degli altri, dello sguardo dei genitori, per essere più bella, accogliente e curata. Tutti abbiamo esperienza di come una casa vuota, abbandonata, diventi fredda e polverosa, di quanto l'assenza di cure e di vita al suo interno possano renderla triste.

La scena seguente presenta il protagonista, "un riccio grosso come un uomo", impegnato in cucina, un'attività quotidiana e familiare. La casetta, dunque, non è abbandonata, la abita un riccio che ne usa la cucina e gli utensili per preparare delle pietanze che mangerà, la riempie dei profumi dei cibi e prende da essa la possibilità di nutrirsi e crescere. Il riccio e la casetta diventano tutt'uno e rappresentano le risorse che Achille sta mettendo nel campo della terapia per farmele conoscere e permetterci di cominciare a preparare/cucinare il cambiamento possibile che potrà farlo vivere più serenamente.

Il riccio è un personaggio immaginato da Achille e sembra rappresentare, come la casetta, una complessità e l'insieme di due tendenze contrastanti, due opposti: il bisogno degli altri che possano prendersi cura di lui, con i quali possa scambiare amore e affetto, e la difficoltà nel trovare questa vicinanza, ostacolato dall'ansia, dall'insicurezza, come un riccio può esserlo dai propri aculei: un animale grazioso, ma difficile da avvicinare e carezzare.

Un riccio grosso come un uomo potrebbe essere pericoloso e dare origine ad una storia ricca di insidie e colpi di scena, eppure, il nostro personaggio è "come un uomo" (quindi, potenzialmente conosciuto e prevedibile nelle azioni e nei bisogni), e si limita a cucinare nella sua pentola arancione per nutrirsi.

Anche l'immagine successiva ispira tranquillità e calma: il nostro riccio/uomo, dopo aver cenato, esce fuori casa per guardare le stelle, rilassandosi e godendo della bellezza del paesaggio. Eppure, lo scenario emotivo della fiaba comincia a cambiare: in cielo c'è una stella sola. Mentre Achille detta mi ricordo della solitudine di cui raccontavano i genitori: "A scuola è sempre solo. Quando vado a prenderlo vedo i compagni insieme a gruppetti, e lui, invece, è in disparte", oppure, "Quando arriviamo a scuola, al mattino, lui si avvicina all'ingresso e passa davanti ai suoi compagni di classe che non saluta, a testa bassa. Sembra che gli altri nemmeno si accorgano che c'è". La stella è una mia immagine, ma è Achille a crearne la solitudine nel racconto riproponendo i sentimenti di isolamento e abbandono già rappresentati nella casetta.

Il climax del racconto comincia a crescere in tensione fino a quando Achille inventa un colpo di scena: un foglio di carta stropicciato con un messaggio: "Domani mattina ti verranno a prendere".

L'atmosfera emotiva della storia cambia bruscamente e si carica di ansia per un pericolo imminente.

La svolta presa dalla Puntastoria mi porta ad immaginare Achille preoccupato, impaurito e arrabbiato al mattino, mentre si prepara per andare a scuola e protesta con i genitori perché vorrebbe restare a casa, diventando (come racconta la madre) persino "aggressivo" e "fuori controllo".

Achille mantiene un viso sorridente e complice, felice di condividere la nostra storia mentre prende forma e vita: ansie e angosce resteranno sul foglio, lontane e, perciò, affrontabili e gestibili.

Il riccio/Achille è preoccupato e scappa nella foresta, luogo mitico di cambiamento e rifugio, terra archetipica di avventura e salvezza, ma anche misteriosa e pericolosa: pensate a fiabe come Hansel e Gretel, Cappuccetto Rosso o La Vecchia nel Bosco.

La foresta, che nelle fiabe è spesso rappresentata dal bosco, è il luogo immaginario della ricerca e del cambiamento: in essa si può trovare rifugio o si può essere abbandonati; in essa ci si smarrisce o si incontrano personaggi, spesso magici, che presteranno aiuto (come Virgilio per Dante nella *selva oscura*, oppure il terapeuta per il paziente); da essa si riparte per tornare cambiati; attraversarla favorisce la rinascita e apre al futuro (come accade ad Edipo che, prossimo alla morte, ormai mendico e cieco, sparisce, per volontà degli dèi, nel bosco sacro alle Eumenidi dopo aver predetto una lunga prosperità per la città di Atene).

La foresta possiede una potenza femminile creatrice, rigeneratrice e ciclica con le quali trasforma in humus fertile rami e ceppi, fogliame e carcasse. Proprio come la foresta, la terapia diviene il luogo in cui emozioni, sentimenti, vissuti dolorosi e nocivi potranno essere digeriti e rigenerati in contenuti pensabili e nutrienti.

Alla fine della Puntastoria, dunque, Achille si "mette in salvo" immaginando un lieto fine: "Il riccio, molto preoccupato, se ne andò subito nella foresta. La mattina dopo vennero gli zoologi a prenderlo, solo che non lo trovarono e il riccio era salvo!".

Creare questa Puntastoria ha permesso ad Achille di raccontare aspetti angosciosi della sua emotività senza esserne sopraffatto, di avvicinarsi, pur restando sufficientemente lontano, a ciò che, altrimenti, non avrebbe sopportato. Achille sembra consapevole di questa possibilità tanto da riassumere e rappresentare le proprie storie con titoli significativi ed emotivamente forti (inventati al termine di ogni racconto), capaci di cogliere emozioni e contenuti che la storia e i disegni non avevano rappresentato o avevano solo lasciato intuire. In questa prima Puntastoria, il riccio tranquillo e felice nel disegno (Achille lo rappresenta con un bel sorriso) diviene "molto preoccupato" nel racconto e "molto arrabbiato" nel titolo. È un esempio esplicito di come il lavoro terapeutico attraverso la Puntastoria possa favorire l'integrazione di aspetti differenti e complementari dell'esperienza.

2 Sviluppo del racconto: La terapia con Achille vista attraverso il Disegno Narrativo Condiviso

Conosciuto Achille, i motivi che hanno spinto i genitori a chiedere l'aiuto di un terapeuta e la domanda implicita portata dal bambino, descriveremo il suo viaggio terapeutico attraverso le successive quattro Puntastorie. L'ultima, la sesta della serie, sarà raccontata nell'ultimo paragrafo.

La seconda Puntastoria, *Il lupo misterioso*, è stata descritta in dettaglio nel secondo capitolo, trattando dell'identificazione proiettiva del bambino e del coinvolgimento del terapeuta in un DNC. Rimando il lettore a queste pagine. Ciò che sento importante, ora, è la possibilità di portare questa narrazione nel filo seguito dalle Puntastorie, e sottolineare come, proprio con essa, Achille cominci a raccontare e realizzare il suo cambiamento.

"Il lupo misterioso" (Achille, 10 anni e 4 mesi, tre mesi di terapia, figura 4): *un piede*, un aquilone, *una scarpa col tacco*, il lupo, *la calza*, la casa di due colori (le immagini di Achille sono scritte in corsivo).

C'era una volta un lupo molto affamato. Trovò una casa vuota perché i proprietari sono partiti. Il lupo trovò solo aquiloni, calze, piedi di bambole e scarpe col tacco, e si addormentò lì. La mattina dopo, i proprietari ritornarono e videro il lupo. I bambini chiesero di tenerlo fino alla fine dell'estate. Passati tanti mesi, finì l'estate e il lupo venne mandato in canile. Un vecchietto prese questo lupo, lo mise dietro la macchina e arrivò ad un semaforo. Si fermò perché era rosso e il cane aveva tempo per scendere. Mentre andava dai proprietari di prima anche loro si misero a cercarlo perché il padre si era affezionato. Il cane per andare di casa in casa fu investito da una macchina e si ferì ad una zampa. I proprietari della macchina si misero a cercare. Uno dei due lo voleva denunciare non sapendo che era un cane. Cercando cercando, però, trovarono il cane e lo portarono all'ospedale e chiamarono i suoi padroni. Qualche mese dopo, questo lupo salvò, da una bufera di neve, alcuni che andavano con la slitta. Così il cane fu un eroe per tutti gli americani. Così il cane trovò una famiglia e anche una fidanzata, ed ebbero tanti figli.

Abbiamo visto come, nel *Riccio molto arrabbiato*, il rifugio trovato nella foresta potesse rappresentare il desiderio di un cambiamento e la manifestazione del suo inizio. Simbolicamente, dal tempo trascorso in una foresta si può riemergere trasformati, rinati per aver vissuto una metamorfosi che lascia intatta la nostra identità ma ne arricchisce qualità ed essenza. Nella Puntastoria *Il lupo misterioso* Achille racconta la metamorfosi da lupo affamato a cane domestico che conserva ancora la natura ferina e selvaggia del primo rendendola utile e al servizio di sé e degli altri. L'unione di queste due nature, il cane e il lupo, è simbolo della possibilità di essere fragile e forte insieme, bisognoso di cure e di amore ma anche capace di darne agli altri. Ora il canelupo/Achille può tentare il viaggio di ritorno a casa.

Dopo alcuni mesi, Achille propone una terza Puntastoria. Questa volta decide di raccontare una vicenda che vede protagonisti degli esseri umani e un topo. La storia è ambientata in una scuola e presenta esplicitamente alcune difficoltà che incontra in classe: la paura della maestra, il difficile rapporto con i compagni, i dispetti e le angherie subiti da alcuni bambini che si mostrano bulli e prepotenti. L'occasione è offerta da un periodo di assenza della maestra che tanto teme e dall'arrivo di un maestro supplente.

"Il supplente vendicatore" (Achille, 10 anni e 11 mesi, dieci mesi di terapia, figura 5): *un topo con giacca e cravatta*, un pezzo di formaggio, *un coltello*, un maestro, un cartello stradale di pericolo, *un calzino* (le immagini di Achille sono scritte in corsivo).

C'erano una volta dei bambini molto scherzosi che odiavano il supplente. Un giorno, il supplente non sopportò più i ragazzi e decise di fare uno scherzo a loro. Prima di andare in palestra con i ragazzi organizzò tutto: comprò un topo vero con la giacca e la cravatta, come un cameriere. Mette il formaggio sulla porta e, appena arrivarono i ragazzi liberò il topo, che era legato ad un cartello stradale, con un coltello. Entrati in palestra cominciò lo scherzo! Volarono calzini puzzolenti. Le ragazze scapparono per il topo. I maschi, invece, ridevano a crepapelle. Il supplente, visto che non gli era bastato ai ragazzi, prese il topo e lo mise sulla testa al più bullo. Il supplente, il giorno dopo, non venne più preso in giro e può fare finalmente la lezione.

È Achille a scrutare per primo il foglio in cerca di un'immagine. Così, appare un topo in giacca e cravatta. Ancora una volta crea la figura di un animale che ha sembianze umane e bisogni e comportamenti tipici dell'uomo (il lettore ricorderà il riccio della prima Puntastoria, "con un papillon al collo □ grosso come un uomo e che si cibava con le stesse cose degli uomini"). La mia scelta, di rimando a questo topo, è un pezzo di formaggio che avrebbe potuto rappresentare la possibilità di nutrirsi, proprio come il riccio molto arrabbiato cucinava e cenava. Nutrirsi ed essere nutrito rappresentano simbolicamente i legami affettivi con i genitori e gli altri significativi, la possibilità di crescere ed esistere, un modo per acquisire forza e consapevolezza. La scelta seguente operata da Achille, un coltello, sembra rispondere in maniera aderente alla catena di immagini trovata sin qui: con un coltello sarà possibile tagliare il formaggio e farne dei bocconi o delle porzioni.

A questo punto, cercando di richiamare nella Puntastoria quanto Achille aveva raccontato nei minuti iniziali dell'incontro, ossia della presenza di un supplente venuto a sostituire per un breve periodo la maestra di italiano, e dell'ansia provata nell'andare a scuola che ora sembra ripresentarsi più forte, inserisco il profilo di un uomo dalla cui bocca compaiono, ben visibili, denti che sembrano stringere il coltello disegnato poco prima, e, sulla giacca del topo (che ho immaginato come identificazione principale di Achille), un cartello stradale di pericolo. Sul foglio dove trascriveremo la storia indico l'uomo come "un maestro".

La chiusura delle immagini tocca ad Achille che traccia, al centro del foglio, la figura di un calzino abbellito con pois colorati, un cuore e una stella, e animato da un viso dal sorriso incerto, dato da un tratto leggermente tremulo, con due segni verticali per rappresentare degli occhi senza pupille, dalle sopracciglia inclinate verso l'esterno che lasciano trapelare preoccupazione, sensazioni spiacevoli e disagio.

Appare evidente dai dettagli e dai colori che Achille volesse disegnare qualcosa di rassicurante e familiare (in ogni Puntastoria compariranno piedi, calze o stivali che sembrano richiamare l'azione di andare, compiere un percorso, il gioco del calcio che lo lega al padre, l'uno calciatore e l'altro allenatore in seconda della stessa squadra, e i bisogni di conferma e riconoscimento che Achille sente forti verso di lui), eppure, paure ed ansie emergono evidenti attraverso i tratti che via via aggiunge al volto del calzino.

La storia comincia in un clima di tensione che vede contrapposti dei ragazzi e un supplente: Achille ridefinisce così il sostantivo "maestro" che avevo indicato disegnandone il profilo, portando la storia vicina a quanto accadeva in quei giorni a scuola. Il racconto fantastico sarebbe nato, dunque, in continuità con il racconto degli eventi concreti e quotidiani fatto da Achille pochi minuti prima.

I sentimenti di odio dei ragazzi verso il supplente, gli scherzi (i dispetti) che gli tirano, lascerebbero immaginare che Achille voglia raccontare la storia prendendo il punto di vista degli alunni e proiettando con essi i sentimenti di disagio, l'ansia e l'aggressività provati nei confronti della maestra titolare, del supplente e, in generale, della scuola, eppure, sin dal rigo seguente, veste gli abiti del maestro supplente facendone il protagonista indiscusso della vicenda che seguirà.

Tutti gli elementi immaginati serviranno al supplente per affrontare gli alunni dispettosi, anche il più bullo, per non essere più preso in giro e, finalmente, “fare la lezione”.

Achille prende il supplente come identificazione principale e racconta, attraverso la Puntastoria, un riscatto per gli “scherzi” che subisce in classe da alcuni compagni “bulli”.

Nel corso degli incontri, Achille mi ha raccontato di un compagno di classe prepotente e dispettoso che ha preso di mira lui e altri bambini della scuola. Insegnanti e genitori sono a conoscenza di questa situazione e cercano di porvi rimedio, ma il clima emotivo, per alcuni bambini, resta teso e carico di una sensazione di imminente pericolo e insicurezza.

Raccontare e immaginare ha permesso ad Achille di condividere con me rabbia e paure, e realizzare un momento risolutivo di questa situazione che ha consentito alla coppia terapeutica di fare esperienza di emozioni positive e liberatorie.

Nello spazio della terapia, Achille comincia a immaginare un percorso possibile (diverso da quello pieno di ansie e timori che lo ha visto spesso fermo e bloccato), nel quale desideri e risorse emergono con maggiore facilità e sono e sembrano, anche ai suoi occhi, disponibili e raggiungibili.

È interessante come l’atteggiamento di Achille sia cambiato verso le immagini della Puntastoria dalla fase iniziale, quando sono state disegnate, al momento dell’invenzione del racconto. La comparsa del maestro supplente e del cartello stradale di pericolo proposti da me, ad esempio, avevano generato in Achille preoccupazione e disagio palesati nell’espressione del calzino che aveva disegnato (in risonanza con il malessere che Achille aveva mostrato all’inizio dell’incontro raccontandomi del nuovo supplente); nel corso del racconto sarà proprio il supplente (dapprima fonte di ansie) ad essere abitato dalla proiezione di Achille che ne farà una vittima capace di riscattarsi e ritrovare serenità seguendo, e anticipando nei risultati, ciò che lui stesso cercava di realizzare nella vita in classe e nel rapporto con i compagni. Il titolo creato alla fine della Puntastoria, "Il supplente vendicatore", è, a questo riguardo, particolarmente esemplificativo.

È evidente dalla nostra discussione come sia possibile considerare due momenti distinti nella co-costruzione di una Puntastoria: un primo momento fa riferimento alla scelta delle immagini da parte del bambino e del terapeuta; ciascuno potrà farsi suggerire la propria immagine da quelle dell'altro, dall'insieme delle figure già tracciate, da alcune di esse o da una sola (ad esempio, il pezzo di formaggio che ho proposto dopo che Achille ha disegnato un topo); il terapeuta rifletterà e fantasticherà intenzioni e proiezioni sue e del piccolo paziente, lascerà che l'immaginazione proponga figure e idee oppure cercherà di richiamare eventi e contenuti che ritiene importanti per il bambino. Un secondo momento può essere considerato l'uso che il bambino fa delle immagini, proprie e dell'altro, per creare la storia. Man mano che il racconto prende forma ci si rende conto che la *storia raccontata* può scostarsi di molto, o essere totalmente differente, dalla *storia immaginata* durante la scelta dei disegni iniziali. Quest'ultima, in realtà, ha più forme: sarebbe più corretto pensare a più storie, tante quante possono essere le proiezioni del bambino e del terapeuta, individuali o relazionali, nate come risposta al disegnare e giocare con un altro.

I due momenti sono a tutti gli effetti due narrazioni differenti, la prima (il filo che sembra legare la scelta delle immagini) resterà implicita e inespressa, la seconda (la storia finale) verrà scritta e raccontata. In ogni caso, tutt'e due entreranno a far parte della storia terapeutica della coppia, e tanto la narrazione implicita quanto quella scritta e "ufficiale" contribuiranno al processo terapeutico.

I temi del riscatto, della "vendetta" e della giustizia, ritornano, alcuni mesi dopo, nella quarta Puntastoria.

"I due ladri e Babbo Natale" (Achille, 11 anni e 2 mesi, un anno e un mese di terapia, figura 6): *una scarpa*, un diamante prezioso, *una casa col tetto spiovente e senza porta, anzi, con la porta di Babbo Natale*, l'uomo col naso più grande del mondo (il maestro), *la macchina di Crudelia Demon* (le immagini di Achille sono scritte in corsivo).

C'era una volta, nella casa di Babbo Natale, un ladro che pensate che non sia un ladro, e c'è anche la famosa Crudelia Demon con la sua macchina. Però, stavolta, non è a caccia di cuccioli ma a caccia di diamanti. Questo ladro che abbiamo scoperto che è il maestro si incontra con Crudelia e si mettono a cercare, cercare, cercare i diamanti, ma trovarono, però, solo scarpe. Dopo una giornata ritornò Babbo Natale infuriato con gli elfi che avevano sbagliato tutti i regali per Natale! Mentre stavano scappando, i due ladri, con una magia Babbo Natale li prese e li portò dagli elfi che li facevano lavorare per tutto il giorno per rifare i regali insieme agli elfi. Loro due, allora, impararono la lezione dagli elfi e da Babbo Natale, e così la storia di Babbo Natale finì bene.

È Achille a proporre la Puntastoria, ed è lui che prende foglio e matite e mi invita a partecipare. La prima scelta è sua e, ancora una volta, disegna una scarpa. La possibilità di *muoversi*, per uscire dalla scomoda situazione nella quale si trova emotivamente bloccato, sembra essere un bisogno profondo. La scarpa, come abbiamo già accennato (oppure altri oggetti riferiti al piede, come uno stivale o una calza), è per Achille un oggetto rassicurante; una sorta di oggetto transizionale, che dà conforto perché è sempre lo stesso, uguale e familiare.

I genitori vorrebbero che fosse un calciatore intraprendente, leader del gruppo, sicuro in campo sia con il pallone che con avversari e compagni. Quando descrivono questo calciatore ideale, non posso fare a meno di rimandare loro quanto sia distante dal carattere e dalla personalità di Achille e, intimamente, mi figuro la grande fatica che il nostro piccolo paziente deve sostenere per conformarsi a questa immagine e raggiungere la loro approvazione e il loro affetto.

La disposizione delle immagini di questa Puntastoria è molto simile a quella della precedente. Anche nei *Due ladri e Babbo Natale* traccio un grande profilo che costituirà uno dei limiti esterni dell'immagine complessiva; per richiamare il profilo del *Supplente Vendicatore*, aggiungo ad una descrizione fisica del personaggio, "l'uomo col naso più grande del mondo", il sostantivo "il maestro".

Questo profilo, tuttavia, non è minaccioso come il precedente: non stringe tra i denti un coltello, ma ha un grosso diamante appoggiato tra labbra e naso, con cui condivide i contorni. Anche l'espressione e i tratti del viso sono diversi dal supplente vendicatore, apparendo sereno e accogliente, con gli occhi azzurri, i capelli bianchi come un nonno, e sorridente. Come nei racconti precedenti, cerco, attraverso le mie scelte, di richiamare il filo degli eventi quotidiani di Achille e rispecchiarne e bilanciarne i vissuti emotivi con rimandi ad emozioni che sembra non riuscire a contattare. Il profilo del maestro, ad esempio, gli permetterà di portare nella storia un personaggio positivo e intuire un lieto fine per la vicenda raccontata e per sé; allo stesso modo, il coltello minaccioso della Puntastoria precedente (immaginato da Achille), è sostituito da un diamante (una mia immagine) che potrebbe portare la coppia terapeutica sulle risorse e le preziosità di Achille, dando alla storia la possibilità di orientarsi alla ricerca di qualcosa di valore, come un tesoro nascosto o una gemma misteriosa dai magici poteri.

Il centro del foglio è occupato da Achille, come nella Puntastoria precedente, che disegna una casa dal tetto spiovente senza porte né finestre. Al momento di colorare i disegni, ci troviamo insieme su questa casetta: io comincio ad arricchirla con delle tegole, così da renderla più familiare e accogliente, quindi disegno una piccola finestra rotonda che avrebbe illuminato la soffitta, la parte più buia e in ombra della casa e, simbolicamente, di noi stessi, della coppia terapeutica e del piccolo Achille. Il bambino raccoglie la mia iniziativa e completa il disegno con una porta, "la porta di Babbo Natale". La casetta, già capace di offrire riparo e sicurezza da pioggia e tempo cattivo (basti pensare al tetto spiovente e alla mancanza di aperture che ricordano una casa i cui abitanti hanno sprangato porte e finestre in attesa di una tempesta), era ora in grado di aprirsi all'esterno e garantire un rifugio da cui si può uscire e entrare perché, forse, non ci sarebbe stata una bufera o un pericolo così minacciosi. Il maestro dai capelli bianchi e dal sorriso rassicurante era diventato Babbo Natale, figura buona e nutriente che avrebbe potuto rappresentare le risorse di Achille e la sua apertura verso gli altri.

Quando Achille sceglie l'ultima immagine, rielabora la scarpa disegnata all'inizio trasformandola in un'automobile: *la macchina di Crudelia Demon.*

La scarpa che diventa un'automobile mi suggerisce che Achille stia "accelerando", che la sua disponibilità inconscia a partecipare al racconto stia crescendo come crescono in lui consapevolezza di sé e serenità. Gli ultimi mesi lo hanno visto compiere importanti conquiste, come recitare a scuola davanti ad un pubblico, non perdere più lezioni, stringere amicizie con maggiore facilità (tanto da invitare dei compagni di classe a casa per la merenda e i compiti), giocare a calcio senza apprensioni eccessive, sapendo che gli altri sono disposti a condividere i suoi piccoli successi e il suo star bene.

La maggiore disponibilità a sentirsi "intero" – finalmente e pienamente se stesso – sembra permettergli di vedere parti buone e cattive vicine e insieme, come Babbo Natale e Crudelia Demon (l'uno buono e l'altra cattiva), una casetta dapprima senza porte che diventa la casa di Babbo Natale con una grande porta che accoglie i visitatori grazie ad una decorazione e alla scritta "Buon Natale", o, ancora, con l'energia (ma anche aggressività, forza, rabbia e velocità) dell'auto che sprigiona una densa e nera nuvola di fumo.

La storia comincia in un'atmosfera carica di mistero: due personaggi sinistri si sono intrufolati nella casa di Babbo Natale! Uno di essi è un ladro, anche se nessuno lo direbbe: forse si è mascherato, oppure ha un aspetto innocuo o familiare.

In poche righe scopriamo che i due ladri sono Crudelia Demon e il maestro, e ciò che cercano sono dei diamanti. Il loro piano fallisce e tutto ciò che troveranno saranno delle scarpe senza valore. I due personaggi cattivi restano prigionieri nella casa per un giorno intero. Per qualche motivo non fuggono di fronte all'assenza dei diamanti, né si fa cenno al timore per essere scoperti o puniti.

Soltanto la furia di Babbo Natale verso gli elfi, colpevoli di aver sbagliato tutti i regali per Natale, spinge i due a cercare una via di fuga ma, proprio Babbo Natale, con una magia, li fermerà e costringerà a rifare i regali assieme agli elfi per riparare agli errori. In questo modo, il maestro e Crudelia imparano la lezione "e la storia di Babbo Natale finì bene".

La Puntastoria è inventata da Achille in pochissimi minuti, e sembra voler tenere insieme e mischiare aspetti buoni e positivi con quelli cattivi e negativi. I due ladri, ad esempio, restano prigionieri nella "casa buona" di Babbo Natale come per esserne assorbiti e digeriti. Lo stesso Babbo Natale non è buono in maniera assoluta, ma si infuria e punisce, si arrabbia, reagisce e impartisce lezioni.

Ogni disegno o elemento narrativo di questa Puntastoria fa riferimento alla complessità dei contenuti buoni e cattivi dello stesso Achille. La casa è, probabilmente, una rappresentazione del Sé di Achille e può cominciare a contenere vissuti ed elementi differenti (persino "cattivi"), riuscendo, solo in questo modo, a raggiungere un *lieto fine*.

La figura di Babbo Natale è a questo riguardo molto significativa: egli, infatti, non è altri che il maestro/ladro! Le due figure, apparentemente polarizzate (una buona e l'altra cattiva), nascono dal medesimo disegno dell'*uomo col naso più grosso del mondo*. Buono e cattivo, colpevole e punitore, ladro per arricchire se stesso e papà amorevole che distribuisce doni a tutti i bambini buoni, strega cattiva e casa accogliente, tutto questo e molto altro comincia a trovare un posto nell'animo di Achille.

La quinta Puntastoria, *Il folletto e il suo circo*, continua la trama dei disegni narrativi precedenti e approfondisce i vissuti di efficacia, rivalsa e riscatto di Achille. Il bambino timido e ansioso incontrato all'inizio del nostro percorso stava diventando più spavaldo e sicuro di sé, sempre un po' di più protagonista delle proprie scelte e della propria strada.

"Il folletto e il suo circo" (Achille, 11 anni e 9 mesi, un anno e otto mesi di terapia, figura 7): *il cappello del folletto*, un circo, *la scarpa del folletto*, una busta chiusa con una lettera, *una TV con gli occhi*, un cane con i baffi, *la busta aperta (la lettera)* (le immagini di Achille sono scritte in corsivo).

C'era una volta un folletto che vagava per le strade di Firenze e, un giorno, passò di lì un circo. Inchiodano subito per prendere il folletto. Strattonandolo perse il cappello e una scarpa. Lo caricarono nel camion con un cane con i baffi finti e con una TV con gli occhi. Arrivati, fecero subito degli spettacoli. Il folletto andò bene e dopo tanti giri per l'Italia lo chiamò il circo Orfei. Lui accettò subito e, dopo solo uno spettacolo, era famosissimo. Dopo tanti giri nel mondo, arrivò una lettera. La scartò e, dopo tanti anni di circo, lo buttarono fuori. Allora lui, visto che aveva tanti soldi, aprì un circo anche lui e questo circo diventò il più famoso del mondo!

Achille immagina una storia essenziale, con un protagonista definito sin dalle prime immagini. Il disegno iniziale è *il cappello del folletto*; l'uso dell'articolo determinativo suggerisce che i tratti di questo personaggio sono presenti sin da subito nelle mente di Achille: non tratteremo del popolo dei folletti, ma uno di essi sarà in figura e, probabilmente, avrà il ruolo di protagonista.

La scelta di un personaggio magico, appartenente al mondo della fantasia, dimostra come l'orizzonte degli eventi di Achille sia aperto al cambiamento: sarà sempre possibile muovere forze e risorse per affrontare ostacoli e difficoltà; Achille si considera protagonista dei propri racconti e del proprio Racconto personale. Non si sente schiacciato e bloccato dall'ansia, dalle paure e da un'immagine di sé severa e svalutante, ma si riconosce risorse straordinarie e magiche, come un bambino può e sa fare.

L'uso della sineddoche che porta dal cappello al folletto è indice che anche le capacità logiche e narrative di Achille stiano maturando e diventino, via via, più raffinate.

Dopo che avrò inserito l'immagine di un circo (per dare alle vicende narrate un possibile contenitore), Achille aggiunge un altro elemento che caratterizzerà il folletto e, come in tutti i racconti precedenti, disegnerà una scarpa. Questa volta, la nostra scarpa avrà un colore verde, una foggia e accessori simili al cappello già disegnato. Nelle scelte seguenti, io e Achille dimostriamo di essere insieme nel creare la Puntastoria e immaginiamo disegni capaci di rispondere a quanto l'altro aveva fatto precedentemente. In questo modo, ad un oggetto animato come un televisore con gli occhi, che occupa lo spazio del volto del folletto, e presenta un'espressione accigliata e minacciosa (l'immagine è di Achille), segue un cane con i baffi che appare preoccupato e impaurito (l'immagine è mia). E, ancora, dopo che ho disegnato una busta chiusa da un sigillo e contenente una lettera di cui non conosciamo mittenti o destinatari, Achille (come ultima immagine della Puntastoria) propone la lettera spiegata e la busta aperta. Il "mistero", dunque, può essere presentato e svelato: la coppia terapeutica è passata, sin dall'inizio delle sue Puntastorie, tra misteri palesi o timidamente accennati, come la forza emotiva racchiusa soltanto nei titoli dei primi due racconti narrativi o l'ambiguità di personaggi come il "lupo misterioso".

La Puntastoria racconta le vicende di un folletto che vaga solo e senza particolari talenti; nulla lascia presagire che sappia dove andare o abbia passioni e affetti. La prima immagine del racconto è solitaria e desolata; ciò che cattura l'attenzione degli altri e fa notare il nostro protagonista è il fatto che sia un folletto, il suo aspetto, l'abbigliamento di cui anche noi conosciamo scarpe e cappello.

Ogni altro elemento della storia sembra relegato in secondo piano, citato soltanto perché lo richiedono le regole del DNC. Così, nel camion del circo fanno la loro comparsa il cane con i baffi finti e la TV con gli occhi, che non avranno alcun peso nelle vicende seguenti, e, ancora, quando il folletto verrà strattonato per essere rapito dalla gente del circo, perderà il cappello e una scarpa.

Tutto si concentra sulle sorti del protagonista che, partendo da una situazione di difficoltà, riuscirà a cavarsela, diventerà abile e famosissimo. Nonostante la caparbietà e la bravura, però, il folletto/Achille non riuscirà facilmente a trovare una compagnia che sappia accoglierlo e ospitarlo per molto tempo; dovrà passare dal circo che lo ha rapito al famoso circo Orfei e, quando quest'ultimo lo avrà "buttato fuori" con una lettera, senza fornire spiegazioni o scuse, avrà accumulato tanti soldi per "aprire" un circo tutto suo che ben presto sarebbe diventato il più famoso del mondo.

La strada intrapresa da Achille lo sta conducendo a considerare e sperare successi e felicità, a star bene con i genitori, amici e compagni, e a sentirsi competente e sufficientemente sicuro.

Il percorso che ciascuno è chiamato ad intraprendere per diventare se stesso è sempre ed ancora all'inizio: siamo sempre all'accenno di un sentiero, mai completamente giunti; eppure, è importante e necessario che ciascuno senta che la strada è possibile, che si abbia il desiderio di andare e sufficienti risorse per proseguire, proprio come accadeva da mesi al nostro piccolo paziente.

3 Achille diventa cavaliere

Quando sarebbero mancati poco più di tre mesi alla conclusione del percorso terapeutico, Achille propone quella che sarà la nostra ultima Puntastoria. L'atmosfera rilassata dell'incontro e la trama del racconto che presenta l'individuazione di Achille fanno riferimento a un'investitura e a una trasformazione che coinvolge se stesso, il padre e il suo rapporto con il paterno.

Achille frequenta da pochi mesi la prima media, ha lasciato gran parte dei compagni delle elementari e le vecchie maestre. Ora può creare e ricreare una sua identità sociale, con nuovi amici, compagni di scuola, una nuova immagine di sé capace di accogliere risorse e punti di forza assieme alle fragilità e alle ansie conosciute negli anni passati, e con dei genitori che stanno imparando a vederlo e rispettarlo per ciò che è e non per quello che dovrebbe essere, venendo a patti con le proprie ansie e paure, e scoprendo competenze genitoriali che non immaginavano di possedere.

"Il cavaliere e la leggenda del padre" (Achille, 12 anni e 3 mesi, due anni e due mesi di terapia, figura 8): *un cavaliere*, l'elmo del cavaliere, *un topo col cilindro (Topostar)*, un pesce colorato, *lo stivale di un cowboy*, un paesaggio con un vulcano, *un castello su una roccia* (le immagini di Achille sono scritte in corsivo).

C'era una volta un cavaliere giovanissimo. Aveva dieci anni. Curioso andò in giro per il castello. Girando girando, trovò un quadro con un paesaggio e affianco c'era un acquario con un pesce focoso. Visto che lui aveva le chiavi di tutto il castello, entrò in una stanza proibita e trovò un elmo. Lui si chiedeva di chi era. Un topo parlante (Topostar) gli disse una leggenda di suo padre. Finita la storia si accorge che c'era uno stivale da cowboy, e il topo gli spiegò anche la leggenda di quello stivale. Quando il cavaliere diventò grande indossò l'elmo e lo stivale del padre e andò in guerra. Tornò trionfante, però senza la maschera (l'elmo). Dispiaciuto, cercò di andare a riprenderlo, ma non ci riuscì.

L'inizio presenta subito il protagonista del racconto e ci introduce nel tempo sospeso della fiaba: "C'era una volta un cavaliere giovanissimo. Aveva dieci anni". L'identificazione di Achille è evidente. La Puntastoria raccoglie l'eredità che Achille ha preso dal percorso terapeutico (dieci anni è l'età in cui è giunto in terapia) per portarla nel momento presente e per il futuro. La formula rituale che introduce il tempo della fiaba è garanzia che il contenitore del racconto favorirà il cambiamento.

La storia racconta di un viaggio e di una ricerca: è un rito che accompagna Achille mentre diventa grande, nel passaggio tra scuola elementare e scuola media e nella ridefinizione della sua identità verso i nuovi compagni e gli insegnanti, con il desiderio di mettere in campo ciò che vuole per sé e i lati della personalità che maggiormente gli danno piacere.

Il rito di passaggio dall'età infantile a quella adulta (nel caso di Achille diremmo *crescere* e *diventare grandi*), e il mitema della violazione di una proibizione antica, come entrare in una stanza che ha la funzione di nascondere contenuti vitali e decisivi per l'azione che seguirà (accade, ad esempio, nella fiaba di Barbablù), servono per presentare e legittimare l'*uomo nuovo* che vive la propria rinascita e trasformazione, e per condividere i valori collettivi, familiari e sociali.

Il giovane cavaliere ha le chiavi di tutto il castello, quindi si trova in un posto familiare, che ha diritto di abitare ed esplorare: potremmo affermare che si trova, con ogni probabilità, a casa. Il castello come casa e mondo interiore è una descrizione calzante del Sé di Achille e dell'esplorazione che sta compiendo per crescere, trovare e muovere risorse.

L'esistenza di una stanza proibita – della quale, tuttavia, si possiedono le chiavi – è un invito ad esplorarla piuttosto che un divieto. La fiaba si svolge tra difficoltà e scelte coraggiose, inconsce o incoscienti, affinché il percorso intimo del protagonista si palesi, unico e ineluttabile.

Entrato nella stanza proibita, il cavaliere/Achille trova un elmo e uno stivale e fa la conoscenza di un aiutante magico, Topostar, che gli racconta la leggenda legata a quegli oggetti e il legame tra questi, il giovane e suo padre, cui erano appartenuti.

La figura del padre è rappresentata da due oggetti immaginati dalla coppia terapeutica (lo stivale è, ovviamente, di Achille, mentre l'elmo è una mia immagine); anche in questa scelta narrativa Achille tesse fitta e salda la trama del nostro percorso, e la comparsa di Topostar come figura guida e aiutante magico mi suggerisce il ruolo che io possa aver rivestito per lui.

"Quando il cavaliere diventò grande", lo stivale e l'elmo paterni, e il significato emotivo e psicologico che essi rivestono per Achille, possono finalmente essere indossati, tramandati e resi propri, e il nostro protagonista può compiere il rito finale che sancisce la sua rinascita e il nuovo ingresso nel mondo: il viaggio di allontanamento e di ritorno rappresentato, nella nostra storia, dall'andare in guerra.

Il cavaliere/Achille ritornerà "trionfante". L'uso del participio presente ci suggerisce che il cavaliere è felice, mostra e agisce il trionfo: non è semplicemente vittorioso, non porta a noi la sola notizia della vittoria, ma l'entusiasmo e le emozioni per aver vissuto il trionfo e vinto la guerra.

Eppure, nello spazio di una sola frase, Achille insinua una sfumatura malinconica: il cavaliere tornò dalla guerra senza la "maschera" (l'elmo del padre) e, nonostante i tentativi di recuperarla, non riuscirà a riprenderla.

La suggestione dell'elmo che diviene maschera, mi fa immaginare che per rinascere simbolicamente bisogna prima morire simbolicamente. Diventare qualcosa di "nuovo" comporta la perdita irreparabile di ciò che si era prima, dell'antico equilibrio che ci ha accompagnati sino al momento propizio al cambiamento.

Indossare i simboli paterni vale, per Achille, aver introiettato ciò che il padre significa per lui: non solo l'affetto desiderato, ma anche la forza, la decisione, il coraggio, la determinazione, la serenità, la calma, che i genitori gli hanno sempre chiesti, ma che Achille non riusciva a trovare e a mostrare.

La vecchia maschera è ciò che ricopriva il suo viso e che ora non ha più significato indossare. Achille può cominciare a vedere il proprio volto (a riconoscere se stesso) e, in questo modo, sarà più facile anche per gli altri, genitori compresi, vederlo e accoglierlo. Probabilmente, la malinconia per la maschera perduta è il costo emotivo che comporta la fine di un viaggio; e anche il nostro viaggio terapeutico, lo sentiamo entrambi, sta per terminare.

Achille si è impegnato nel processo di raccontare la propria storia riformulando il passato alla luce delle esperienze vissute nello spazio della relazione terapeutica. Il racconto che ha immaginato presenta coerenza e continuità tra passato, presente e futuro, e getta radici in una ridefinizione del proprio Sé capace, ora, di stringere relazioni con gli altri (i genitori, i pari e gli adulti significativi) meno ansiose e timorose.

Durante il tempo della terapia, Achille/cavaliere ha sviluppato una migliore capacità di pensiero riflessivo e un'iniziale capacità di contenere le proprie paure. La vita di un bambino timoroso e impaurito (come raccontava la *casetta abbandonata* della prima Puntastoria), stava diventando la vita di una persona capace di sentire l'affetto dei genitori e di portare con sé l'eredità paterna, la sua approvazione, l'affetto e l'amore scambiati con serenità e al riparo dall'angoscia.

Nel titolo che Achille immagina al termine dell'ultima Puntastoria, *Il cavaliere e la leggenda del padre*, non è presente l'aggettivo "giovane" che aveva caratterizzato il protagonista all'inizio del racconto. Alla fine della storia, com'è ovvio, e dopo aver vissuto insieme la storia terapeutica, dopo il mito/rito di crescita e rinascita, Achille, ai suoi stessi occhi, è simbolicamente diventato grande, all'inizio di un nuovo periodo della propria vita.

Capitolo quarto

La storia terapeutica di Piero

Un giorno – io e Piero eravamo compagni di terapia da quasi un anno – l'educatrice che lo accompagnava ai nostri incontri mi chiese qualche minuto per raccontarmi "l'ultima bravata" del bambino: quella mattina, a scuola, aveva chiesto di andare in bagno ed era tornato in classe nudo, con tutti i vestiti sul braccio e le scarpe in mano; la sua insegnante si era molto arrabbiata e lo aveva sgridato, mentre lo rivestiva, tra i risolini e l'eccitazione dei compagni. Quando, cominciato l'incontro, ho chiesto a Piero perché lo avesse fatto, ha risposto, con un sorriso soddisfatto, guardando distratto un punto della stanza, come se pensasse ad alta voce e non mi avesse sentito: "Mi hanno visto tutti!".

Ripensando a quell'episodio, accingendomi a scrivere della nostra terapia, ho ricordato una scena del film *Gli anni in tasca* di François Truffaut. Il regista francese racconta di una bambina, Sylvie, pressappoco dell'età di Piero, che sta per uscire di casa, con i genitori, per andare al ristorante. Sylvie vorrebbe portare con sé la sua borsetta/peluche ma i genitori non vogliono perché è sporca e non è adatta al bel vestitino che indossa per l'occasione; cercano, così, di dissuaderla proponendole un'elegante borsa della mamma ("Così tutti penseranno che sei mia moglie!", le dice il padre, con voce complice, mentre gliela mostra). La bambina resiste a ordini e lusinghe e, di fronte alla minaccia di essere lasciata sola a casa, risponde che non fa niente: vadano pure senza di lei. I genitori vanno via lasciandola a casa senza cena. Sylvie rimasta sola, serra la porta e nasconde le chiavi; si affaccia alla finestra con un megafono che il papà usa per il suo lavoro in polizia, e comincia ad urlare al cortile condominiale che ha fame, che i genitori sono andati al ristorante senza di lei, che l'hanno lasciata a casa chiudendo la porta dall'esterno. I vicini, affacciati dai loro appartamenti, stupiti e scandalizzati, preparano un cesto pieno di cose da mangiare e lo calano, attraverso una carrucola improvvisata, davanti alla sua finestra. La bambina, soddisfatta, abbranca il cesto e lo porta con sé su una poltrona. Lì, mentre vaglia le cose buone che contiene, dice, tra sé e sé, come se pensasse ad alta voce: "Mi hanno vista tutti!"; proprio come Piero.

Questi due episodi raccontano bene ciò che Piero (l'ho imparato col tempo, conoscendolo) chiedeva alla terapia, agli adulti, agli altri bambini, ciò che desiderava, di cui sentiva il bisogno in maniera intima e autentica: "Voglio essere visto! Ho bisogno che vi accorgiate di me!".

La scelta di proporre una finzione narrativa, come la scena immaginata da Truffaut, ci permette di avvicinare un aspetto molto sofferente e, a volte, drammaticamente difficile e doloroso per un bambino e la sua famiglia, per mezzo di sensazioni ed emozioni meno forti o, addirittura, piacevoli: l'episodio di Sylvie è raccontato con maestria, avvicinando lo spettatore con inquadrature studiate, un commento musicale e situazioni divertenti e coinvolgenti. Sylvie non appare mai dispiaciuta o triste, ma si comporta con malizia e determinazione. La scena accade in poco tempo e ha l'immediatezza e l'irrealtà di un sogno.

La finzione narrativa, proprio come accade al bambino che disegna e racconta una Puntastoria o gioca in terapia, ci tiene al sicuro (tutto avverrà sullo schermo o su un foglio), e consente di prepararci per affrontare quanto più ci spaventa o fa soffrire, per fare qualcosa di ciò che ci hanno fatto, abbiamo vissuto, patito o fatto patire.

"Mi hanno visto tutti!" ci fa riflettere su cosa possa nascondere (custodire) il comportamento di un bambino, sul messaggio portato agli adulti che potranno ascoltarlo ma che, spesso, rischiano di restare sordi se lo considereranno soltanto un comportamento da rimproverare, che dà disturbo, scandalizza, o, peggio, solo un sintomo e una malattia.

Un bambino per sentire di esistere ha bisogno di essere visto e amato; è una necessità così forte da giustificare la sua soddisfazione anche attraverso il sintomo e il malessere. Un bambino quando "si comporta male", disubbidisce, provoca o delude gli adulti, spesso desidera semplicemente nascondersi per far sì che gli altri si sforzino nella sua ricerca, per essere sicuro che tengano a lui, che lo vogliano. È come se, inconsciamente, si allontanasse dal bambino e dal figlio ideale che vorrebbero i grandi per metterli alla prova, per testare la loro sicurezza e la "gratuità" del loro affetto. Un bambino, ci suggerisce Winnicott, anche quando gioca, si nasconde sempre per essere trovato (Winnicott, 1965).

La possibilità di nascondersi ed essere trovati ha a che fare con la problematica della perdita dell'oggetto amato, con la sua sopravvivenza e costanza nel mondo interno, e garantisce al bambino il senso di continuità e di identità: "Anche quando mi comporto male e sono cattivo, anche quando sbaglio, non perderò l'amore dei miei genitori né la loro protezione"; "Anche se a volte mi comporto male, sbaglio o deludo i miei genitori, avrò il loro amore e il loro sostegno perché mi amano per come sono e non per quello che riuscirò a fare".

L'importanza di gestire la perdita dell'oggetto amato, senza subirla passivamente, ci porta allo sviluppo psicologico del bambino, e della coppia madre-bambino, fin dall'inizio della vita e nei primi mesi. Basti pensare alla dialettica madre-bambino descritta da Winnicott, ai suoi concetti di onnipotenza infantile, di presentazione dell'oggetto da parte della madre e di illusione, attraverso cui il bambino ha la sensazione di creare e ricreare l'oggetto, di gestire l'assenza materna senza cedere alle *angosce impensabili* che minaccerebbero la sua continuità e la sua esistenza psicologica (Winnicott, 1965, 1969), oppure alla descrizione che dà Freud del nipotino Ernst alle prese con il celeberrimo gioco del rocchetto con cui affronta l'allontanamento temporaneo della madre (Freud, 1920).

Un bambino che si comporta male, dispotico o tirannico, dunque, non è un bambino patologico, ma tiene sotto controllo i genitori e gli adulti significativi, impedendo loro di trascurarlo o di abbandonarlo. Tuttavia, ciò che all'inizio potremmo vedere come un atteggiamento, inciderà, col tempo, sulla sua organizzazione psichica e sulla percezione dell'identità. Paradossalmente, il bisogno di essere visto e amato potrebbe portarlo ad ottenere il biasimo degli altri, lasciandolo più solo.

È necessario che gli adulti significativi assumano parte del disagio emotivo e psicologico portato dal bambino; quando un genitore riconosce come propria una parte del disagio manifestato dal figlio, acquista maggiore responsabilità e protagonismo e il bambino diviene più libero di essere e di esistere: può, finalmente, essere visto. Così il sistema familiare ridistribuisce pesi ed equilibri per trovare nuovi punti di incontro e nuove soluzioni possibili.

Piero si presenta al primo incontro desideroso di conoscermi e giocare. Ha nove anni, una corporatura minuta che lo fa apparire più piccolo della sua età, un viso chiaro e luminoso, capelli corvini, pettinati "a spazzola", con cura, spalle piccole e spioventi che terminano in braccia e mani minute con cui gesticola continuamente. Indossa vestiti non costosi ma carini, un pantalone rosso, una t-shirt con dei disegni vivaci e delle scarpe da ginnastica. Ha occhi neri, vispi, e l'aria maliziosa e birichina che rasenta la sfida. Non è per nulla intimorito dalla mia presenza e chiede subito all'educatrice che lo ha accompagnato di lasciare la stanza perché vuole cominciare a giocare con me. Appena soli, Piero esplora la grande stanza e i giochi; non risponde alle mie domande, né sembra prestarmi attenzione mentre gli dico il mio nome, chi sono e cosa faccio, e cerco di dialogare sui motivi che ci hanno fatto incontrare. "Va bene, basta lezioni adesso! Giochiamo!", dirà sorridendo, mentre cerca il mio sguardo per la prima volta.

Piero frequenta la quarta elementare. Sin dalla nascita vive con i nonni materni e la bisnonna in una casa di campagna distante alcuni chilometri dalla periferia della città. La madre ha una lunga storia di dipendenza da droghe e alcool, ha vissuto per molto tempo in comunità terapeutiche e centri di recupero e non è in grado di prendersi cura del bambino. Il padre ha subito diverse condanne per risse, lesioni aggravate, furti, spaccio di stupefacenti e, attualmente, è agli arresti; Piero, negli ultimi due anni, ha potuto frequentarlo una volta a settimana durante un incontro protetto. Attualmente l'Assistenza Sociale ha ritenuto opportuno interrompere gli incontri a causa del comportamento del padre considerato nocivo per il bambino. La madre frequenta saltuariamente la casa dei propri genitori e convive con un uomo (che seguirà in Egitto, suo paese di origine, allontanandosi da Piero per più di un anno).

Piero ha mostrato sin dall'inizio della scuola elementare un comportamento difficile da gestire dagli insegnanti. È descritto da questi come «violento, irrequieto e iperattivo, pericoloso per sé e per gli altri alunni». In più di un'occasione ha ferito i compagni di classe o se stesso con graffi, morsi e oggetti. Dall'inizio di quest'anno scolastico è affiancato da una maestra di sostegno. Anche a casa, con i nonni e la bisnonna, Piero presenta un comportamento provocatorio e aggressivo. Dalla sua nascita i nonni sono affiancati dai Servizi Sociali e, da un anno, da un'educatrice che incontra il bambino due volte a settimana; è lei ad accompagnarlo in terapia per il nostro incontro settimanale.

È stata la nonna materna a contattarmi telefonicamente per cominciare una psicoterapia, ed è stata lei, assieme a sua madre (la bisnonna del bambino), a venire al primo incontro per conoscermi e raccontarmi di Piero, della situazione familiare e di cosa loro e l'Assistenza Sociale chiedessero ad un percorso terapeutico.

Piero ha sostenuto diverse valutazioni cliniche da cui sono emerse le diagnosi di disturbo di attenzione con iperattività e sindrome di Tourette (sospetto giustificato, in passato, da tic motori complessi e multipli, soprattutto in situazioni di ansia e stress). Intorno ai sei anni (a causa della storia di dipendenza dall'alcol della madre, anche durante la gravidanza), è stato sottoposto ad esami clinici per scongiurare il sospetto di sindrome alcolica-fetale. A seguito di queste diagnosi, e delle gravi difficoltà nell'inserimento nella scuola elementare, è stata somministrata a Piero una terapia con metilfenidato cloridrato che, tuttavia, non ha sortito i risultati sperati dalla famiglia e dal sistema curante sul comportamento in classe e a casa.

È a questo punto, dopo tre anni di scuola elementare molto difficili sia per il bambino che per le insegnanti, che l'Assistenza Sociale ha chiesto che si optasse per un intervento psicoterapeutico con Piero e un intervento psicoeducativo prestato ai nonni e ai genitori.

Dopo aver incontrato la nonna e la bisnonna, Piero, l'educatrice e la madre, e dopo aver contattato telefonicamente l'assistente sociale e le maestre, ho potuto constatare come tutti fossero preoccupati soprattutto dal comportamento del bambino, dall'impossibilità di contenerlo e gestirlo in classe e a casa, spaventati che potesse diventare un ragazzo e un uomo violento e delinquere, ripetendo, senza possibilità di affrancarsene, la storia del padre.

Il comportamento oppositivo e provocatorio, l'aggressività fisica e verbale, la difficoltà nel contenerlo, nell'educarlo e nel farsi ubbidire, avevano sfibrato la famiglia ed esaurito risorse e disponibilità verso Piero. I sintomi del bambino erano diventati l'unica cosa visibile: l'unica da cambiare, su cui lavorare per "migliorarlo".

In una situazione familiare così complessa, sofferente e difficile, i bisogni intimi, affettivi, di contenimento, di crescita e formazione identitaria in un contesto supportivo e nutriente di Piero restavano invisibili a tutti. Il sintomo esterno era così forte e intenso da nascondere agli occhi degli adulti la sua sofferenza.

In un'altra scena del film *Gli anni in tasca*, Truffaut racconta di due donne che discutono sugli accadimenti che hanno coinvolto diversi bambini del quartiere, tra piccoli furti, maltrattamenti, aperte ribellioni e furbizie; al culmine del dialogo, una di loro afferma: "*I bambini, spesso, non sono felici*". È un cambiamento di prospettiva che, dal mondo esterno, ci fa piegare lo sguardo sul mondo interiore dei bambini e dell'infanzia: un bambino che "si comporta male" non è un bambino patologico da curare, correggere o biasimare. Il suo comportamento deve rendere noi adulti maggiormente sensibili nell'ascoltarlo e incontrarlo nei suoi bisogni, per quanto a volte possa essere difficile e penoso, in ciò che possiamo dargli e non solo in ciò che dovrebbe fare o essere.

Il percorso terapeutico di Piero è durato tre anni, durante i quali ho incontrato periodicamente gli insegnanti, i nonni e la madre, l'educatrice e l'assistente sociale, e in cui, io e Piero, abbiamo giocato nella stanza di terapia, disegnato, parlato della scuola, dei genitori, di lui e dei compagni e amici di equitazione e degli scout (attività introdotte nel tempo per garantirgli maggiori occasioni di socializzazione e divertimento con i pari).

Ciò che faremo nelle prossime pagine è raccontare il nostro percorso attraverso le cinque Puntastorie fatte insieme che, di volta in volta, ci sono servite per "scattare una fotografia" del paesaggio interiore di Piero, e cogliere quanto emergesse per continuare la terapia rispettando i suoi desideri intimi e ciò di cui sentiva l'urgenza e il bisogno.

È stato per noi un lavoro di paziente attesa e disponibilità nel restare aperti, in ascolto di ciò che anima vuole, così da sensibilizzare il contesto familiare e gli altri adulti significativi nel *vedere* Piero come un bambino con i suoi bisogni e le sue aspettative, con bellezze, risorse, sintomi, difficoltà e sentimenti.

Piero era angosciato dalla perdita del vissuto di essere, che è sempre collegato alla relazione con l'altro. Col tempo, e con l'aiuto del contesto e della relazione terapeutica, ha potuto conoscere se stesso come un bambino capace di provare affetto e di essere amato, *che sa e sente di esiste*, che è *visto*, rispettato e compreso; ha imparato a fidarsi e ad affidarsi agli altri con la nascente consapevolezza che non avrebbe dovuto sempre e per forza soffrirne.

1 Il coniglio, dispiaciuto, rimase solo, con la faccia che sembrava una vecchia sfinge

La prima Puntastoria creata da Piero, al terzo incontro di valutazione, racconta bene il mondo relazionale e intimo con cui era arrivato in terapia, il modo in cui gli altri lo giudicavano, la sofferenza e le difficoltà per guadagnarsi affetto e amicizie (Piero intitolerà "Amicizia" tutte le sue Puntastorie), e descrive lo stato nascente della coppia terapeutica, la direzione possibile per il percorso e i vissuti che ciascuno di noi sentiva insieme all'altro.

"Amicizia 1" (Piero, 9 anni e 7 mesi; terzo incontro di terapia; figura 21): un cane, *un coniglio*, una casa di campagna, *un dinosauro*, un libro, una *sfinge* (le immagini di Piero sono scritte in corsivo).

C'era una volta un cane che era randagio, incontrò un coniglio. Il coniglio era birichino, faceva molti scherzi e prendeva in giro gli altri perché stavano sempre a litigare. Il cane disse: "Perché prendi in giro gli altri? Pure tu, coniglio, litighi sempre col dinosauro". Il coniglio rispose: "Sì, però noi rifacevamo sempre pace". Disse il cane: "Sì, però ora non è più tuo amico". E il coniglio disse ancora: "Ora glielo vado a dire se è ancora mio amico il dinosauro". E allora il coniglio andò dal dinosauro nella sua casa di campagna. Il dinosauro disse: "Visto che noi non siamo più amici, non ci dovremo vedere più". Ma il coniglio chiese scusa al dinosauro. Il dinosauro disse: "Scuse accettate! Però, a solo un costo, non devi fare più scherzi a me e al cane". Il coniglio accettò quel costo e promise, con le dita incrociate dietro la schiena, che non avrebbe fatto più dispetti, e per far piacere al dinosauro gli regalò il libro di Pinocchio che era birichino proprio come lui. E Pinocchio, alla fine, uscì fuori dal libro e, assieme al coniglio, andava per la città a fare dispetti. Incontrarono il dinosauro, poi, il dinosauro disse: "Che fate qui per la città?". Pinocchio disse: "Stiamo facendo dispetti a tutti!". "No, Pinocchio, non lo dovevi dire! Ora ti richiudo di nuovo dentro il libro!". Il dinosauro: "Dammi subito quel libro" disse, "Ora non lo vedrai più finché non mi dici scusa!". Il coniglio, dispiaciuto, rimase solo, con la faccia che sembrava una vecchia sfinge.

La storia sembra rappresentare le difficoltà e la fatica nello stringere amicizia (nella dialettica tra litigi, accuse, dispetti e paci fatte), nell'avere l'affetto degli altri e nel portare il proprio affetto, nell'essere visti e considerati, nel sentirsi degni di attenzione e di amore.

Piero tesse un racconto serrato, con frasi brevi e molti discorsi diretti. Gli eventi si susseguono rapidi e, da una situazione iniziale, già tesa e in bilico, ci trasportano velocemente all'epilogo che vedrà il coniglio, protagonista della storia, solo e dispiaciuto. L'impeto che caratterizza le azioni del racconto trova soluzione nella stasi depressiva e nella solitudine del coniglio, alla fine pietrificato come una vecchia sfinge, senza più la possibilità di agire.

Gli avvenimenti raccontano il comportamento di Piero a scuola e a casa, il suo essere birichino e dispettoso, l'ambivalenza verso i litigi e le emozioni che li accompagnano, la fatica disperante nel cercare di riconciliarsi con gli altri e, infine, il dispiacere e la tristezza nel sentirsi solo e senza affetto.

Attraverso le mie immagini ho cercato di offrire a Piero spunti diversi per permettergli di costruire una storia capace di abbracciare l'ambivalenza del suo mondo interiore (tra rabbia e rancore per i genitori e per gli adulti che non si prendono cura di lui e non vedono le sue necessità, la tristezza e la solitudine che prova, il bisogno degli altri e di costruire una buona immagine di sé). È la prima Puntastoria di Piero e, quindi, propongo io l'immagine iniziale, il profilo di un cane, per fungere da esempio e introdurlo alla prima fase del gioco.

Piero ha un cane di cui parla spesso; sembra essere l'unico compagno di giochi nel suo tempo a casa. Il cane è simbolicamente un animale guida, uno psicopompo, un conduttore di anime fedele e paziente. È la mia proiezione dell'essere il suo terapeuta e del desiderio di aiutarlo. Da bambino abitavo d'estate in una casa di campagna lontana dal centro abitato e dai miei amici che, per la distanza, non potevo raggiungere. Ricordo estati solitarie in cui Jack, il mio cane, era l'unico compagno di gioco. L'affiorare della malinconia di quelle estati mi ha portato vicino alla tristezza e all'isolamento affettivo che sento in Piero.

L'immagine del cane, che guida e conduce, è una metafora del terapeuta, *colui che si prende cura*, ed è, da parte mia, una proposta e una rassicurazione per Piero di vicinanza e aiuto. Ma sappiamo che il bambino mentre crea una Puntastoria può prendere qualsiasi oggetto e personaggio come una sua proiezione, anche quando vengono dal terapeuta. In questo caso, Piero avrà la possibilità di prendere il "mio" cane come un'immagine del Sé e come sua identificazione.

La mia seconda immagine è una *casa di campagna*, esattamente il luogo in cui Piero abita con i nonni e la bisnonna. In questo modo, il racconto fantastico che il bambino potrebbe creare avrà la possibilità di stringere un legame con la sua realtà, potrà attingere o partire dalla quotidianità: la sua casa e le persone che vi abitano.

La casa, ancora, è un simbolo del Sé e del mondo interno, e raccoglie le proiezioni dell'ambiente familiare e del clima emotivo in cui il bambino vive. Come rappresentazione dell'insieme dei propri sentimenti, vissuti ed emozioni, essa può portare nel racconto l'immagine che il bambino ha di sé e il rapporto con gli altri: potrà, ad esempio, prestarle attenzioni o trascurarla, la distruggerà a causa di sentimenti ambivalenti o negativi, oppure chiederà aiuto ai genitori o ad altre figure significative.

L'ultima mia immagine è il libro di Pinocchio. Un libro è un "contenitore", proprio come lo è l'immagine della casa, e rimanda, ancora, all'insieme del proprio mondo interiore, e alla protezione, al sostegno e al contenimento richiesti agli adulti.

L'idea del libro di fiabe suggerisce a Piero la possibilità di rendere la propria storia una storia fantastica, con tutte le occasioni che la fantasia concede. In questo modo, la proiettività e l'immaginazione del bambino sono facilitate e si presenteranno minori difficoltà nell'inserire oggetti eterogenei per natura e provenienza, suoi e miei, in una trama narrativa coerente con un inizio, uno svolgimento e una fine.

Pinocchio, inoltre, è una fiaba conosciutissima, che Piero ha ascoltata a scuola, e racconta di un bambino dispettoso e disubbidiente, monello come è considerato lui stesso. Allo stesso tempo, Pinocchio, come Piero, è un bambino che ha bisogno di affetto e dal cuore buono, in cerca del proprio posto nel mondo e della possibilità di rinascere, cambiare, crescere, e, simbolicamente, alla ricerca dei genitori: di Geppetto, che ha perduto e ritroverà solo nel ventre/utero della balena, e della figura materna della Fata dai capelli turchini. Il nostro Piero, dal canto suo, dovrà fare i conti con il padre che non ha mai avuto per sé e che, nel prossimo futuro, non potrà incontrare nemmeno negli spazi protetti previsti settimanalmente nell'ultimo anno, e con la madre, cui è molto legato, la quale non riesce a prendersi cura di lui e che, proprio all'inizio della terapia, si è trasferita all'estero senza far sapere quando sarebbe tornata.

Le immagini scelte da Piero sono tre personaggi animati (tre animali), due aggressivi e pericolosi (il dinosauro e la sfinge), tesi sui confini inquieti tra tempo storico e mito, e uno fragile e pacifico (il coniglio).

Sin dall'inizio delle sue Puntastorie, dunque, Piero accoglie e crea l'atmosfera fantastica capace di andare oltre il tempo e lo spazio del mondo reale esterno. Aggiungo "esterno" perché esiste un altro mondo reale, quello del campo della terapia e della coppia terapeutica, che è sempre in divenire e in trasformazione, capace, attraverso la narrazione e la creazione degli infiniti mondi possibili, di varcare i limiti imposti dallo spazio e dal tempo e dare senso e significato a ciò che siamo e ci accade. Lo spazio della terapia spinge paziente e terapeuta a creare nuove realtà, a osare pensieri nuovi.

Il coniglio è la prima immagine di Piero e sembra rappresentarne gli aspetti fragili, di solitudine, tristezza e bisogno di affetto e vicinanza che sente verso gli adulti significativi; da subito, tuttavia, si presenta come un animale birichino, che fa dispetti e scherzi a tutti.

Il dinosauro, immaginato al centro del foglio, rappresenta, probabilmente, gli aspetti aggressivi di Piero verso gli adulti, i pari e se stesso. L'espressione tesa, carica di tensione ed energia, le labbra serrate, l'occhio scuro e inespressivo, il tratto lungo, forte e nervoso con cui il bambino lo colora, rendono l'animale minaccioso e incombente. Attorno non ci sono altri personaggi: due grandi campiture di verde lo isolano da quasi tutte le altre immagini mettendole, forse, al sicuro.

Seguendo lo svolgersi della Puntastoria, sembra di assistere agli adulti/dinosauro che sgridano e redarguiscono Piero/coniglio affinché non faccia dispetti agli altri e si comporti bene: uno script che sicuramente Piero conosce bene (il rapporto adulto/bambino, come vedremo nelle prossime pagine, cambierà nella serie delle sue Puntastorie).

La sfinge, infine, è un chiaro richiamo all'Egitto (Piero sta studiando a scuola l'antica civiltà egizia, e i suoi miti e racconti lo hanno molto affascinato), e, forse, alla madre.

La storia inventata da Piero comincia con un cane randagio che rimprovera un coniglio perché prende in giro gli altri visto che "stavano sempre a litigare". Nella dialettica della nostra narrazione, mi sembra che il coniglio sia lo stesso Piero e che i litigi e le prese in giro siano la descrizione di quanto accade nella sua quotidianità, soprattutto con i compagni di classe.

Il cane randagio sembra rappresentare la voce degli adulti che lo rimproverano o cercano di fargli notare i suoi "comportamenti sbagliati". Non è un animale domestico (non possiede una "casa" dove stare e a cui tornare), non ha guinzagli o collari, nulla che possa ricondurlo al mondo degli uomini, a qualcuno che sappia volergli bene e prendersi cura di lui, né ad altri cani o a una famiglia. Il suo essere randagio mi suggerisce che sia difficile avvicinarlo, proprio come gli adulti della storia di Piero sembrano difficili da coinvolgere, per lui, nel suo mondo intimo e affettivo.

Un episodio significativo della Puntastoria accade quando il coniglio, ottenuta la disponibilità del dinosauro ad essere ancora amici, promette di non far più dispetti incrociando le dita dietro la schiena. Mentendo, il coniglio/Piero manifesta al lettore/ascoltatore il suo essere "birichino" e mostra come le sue azioni sabotino se stesso e la possibilità di essere accolto dagli altri, di averne l'amicizia e riceverne l'affetto.

Anche il regalo offerto al dinosauro è ambiguo e ambivalente: il libro (e la stessa Puntastoria), infatti, farà uscire fuori Pinocchio, birichino proprio come il coniglio. Insieme andranno per la città a fare dispetti a tutti. La loro sembra l'unica amicizia possibile in tutto il racconto, ma, come vedremo, anche questa sarà vittima dell'aggressività del coniglio che, in un impeto di rabbia, ricaccia Pinocchio nelle pagine del libro.

L'idea che la Puntastoria racchiuda un'altra storia, il libro di Pinocchio, mi porta a immaginare che il dinosauro possa essere, per Piero, una mia rappresentazione: è soprattutto la mia amicizia che desidera in questo momento; siamo insieme, *nel qui ed ora e con me*, compagni di terapia e di gioco. Leggo questo passaggio come il tentativo di Piero di mostrarsi nel suo momento più fragile, e spiegarmi la sua identità sociale, ciò che lui è per gli altri. È, in fondo, anche un suo avvertimento per ciò che potrebbe succedere tra me e lui e la confessione del timore che ciò accada sempre e di nuovo, con me come con gli altri.

Il coniglio della Puntastoria chiede una sorte diversa da quella di Pinocchio: non vuole essere rinchiuso nuovamente; al contrario, desidera venir fuori per essere accolto.

Il movimento della storia che chiude il dispettoso e birichino Pinocchio nel libro potrebbe essere, altresì, un tentativo con cui Piero mette questo aspetto di sé (così doloroso e causa di infelicità) in un contenitore sicuro (il libro/la storia/la terapia/la relazione con me), chiedendo che si possa mutarlo e, successivamente, riprendere con sé.

Il dinosauro, che toglie al coniglio il libro e l'unico amico Pinocchio, sembra voler punire Piero che rimarrà *dispiaciuto e solo, con la faccia che sembrava una vecchia sfinge*, come tante volte sarà accaduto nelle punizioni e nelle conseguenze per le sue "bravate". Tuttavia, questo movimento ricorda il nostro rapporto terapeuta/paziente, e suggerisce che si potrà rivedere ciò che Pinocchio descrive e rappresenta per Piero, col tempo, col trascorrere degli incontri e il procedere del percorso terapeutico. Solo allora sarà possibile "dire scusa" e riconciliarsi con gli altri significativi e con i differenti aspetti del Sé, quelli *buoni* e quelli *cattivi*, aggressivi e distruttivi. Solo dopo aver integrato sofferenza, dolore, i contenuti vissuti come negativi della sua identità, con le proprie risorse, bellezze e positività, Piero riuscirà a fidarsi e ad affidarsi agli altri, sciogliendo, finalmente, l'*enigma della sfinge* che rende difficile agli adulti vederlo e riconoscerlo.

Il titolo della Puntastoria (che Piero darà soltanto alla fine, dopo averla inventata e ascoltata da me), è "Amicizia", un'amicizia che, nello svolgersi del racconto, appare impossibile e non riesce ancora a compiersi.

L'amicizia desiderata, di cui scriviamo e raccontiamo, è sì quella tra Pinocchio e il Coniglio, ma anche quella tra il Coniglio e il Dinosauro, tra Piero e me (ci conosciamo ancora poco), tra le differenti parti del proprio mondo interno, a volte contraddittorie, sofferenti e difficili da conciliare, e, ancora, tra lui e le figure importanti della sua vita, genitori e nonni su tutti.

2 Sviluppo del racconto: La terapia con Piero vista attraverso il Disegno Narrativo Condiviso

Dopo aver raccontato il primo DNC di Piero, ci concentreremo sul percorso terapeutico descrivendo le successive tre Puntastorie (nel prossimo paragrafo racconteremo la quinta e ultima).

Dopo quattro mesi dalla prima Puntastoria Piero propone di realizzarne un'altra e chiede se sarà possibile farne tante così da creare un libro che avrebbe, poi, portato a casa.

L'incontro trascorre piacevolmente, con Piero concentrato e sereno, al tavolo con me per tutta l'ora di terapia anziché in giro per la stanza, cambiando gioco in maniera frenetica e vorace. Nessun gioco da tavolo, o attività che richiedesse tempo e pazienza, è mai riuscito a tenere Piero sulla nostra scrivania se non le Puntastorie che avrebbe chiesto. Nei sei mesi precedenti avevo conosciuto un bambino desideroso di coinvolgermi nelle sue proposte di "gioco scatenato", caratterizzato dal saltellare, inseguire, scappare, correre, lottare, colpire, cadere, trascinarmi, ridere, fare boccacce, oppure "in giro nello spazio" con la nostra astronave di poltrone e divano, le une sull'altro, per garantire un abitacolo accogliente e sicuro, nel buio ricavato dalle serrande ben chiuse e le luci spente, alla ricerca di altri pianeti dove, invariabilmente, avremmo incontrato e chiacchierato con il suo papà, al quale, grazie alla magia e alla complicità di Piero e del buio, prestavo la voce.

"Amicizia 2" (Piero, 10 anni; sei mesi di terapia; figura 22): *una rosa*, *un cane*, un cristallo (un diamante), *una piramide*, un cigno, *un fenicottero* (le immagini di Piero sono scritte in corsivo).

C'era una volta un cane che stava dal signor Cicogno per comprare un diamante di due miliardi di euro. Però lui aveva solo due milioni di euro. Il signor Cicogno, che faceva il gioielliere, aveva una collezione di fiori. Disse il signor Cane: "Invece che prendo il diamante, prendo un mazzo di fiori". Disse il cane. "Quanto costa un fiore?", "50 centesimi" disse il signor Cicogno. "Avevo due milioni di euro" disse il signor cane. Esclamò il signor Cicogno: "Potresti comprare una piramide che costa solo 200 euro e 50 centesimi!". Allora il signor Cane pensò che poteva comprare quella piramide ma però arrivò il fenicottero ed esclamò: "Fermi tutti!! Quella piramide la compro io con due milioni e trecento stelline!!". Il signor Cicogno disse: "Venduta! Venduta! Venduta!". Poi il cane si mise a piangere e disse mentre piangeva: "Non vale! Quella gliela avevo chiesta prima io al signor Cicogno! Non è giusto!". Il fenicottero andò via tutto contento, ma, mentre che stava guardando la piramide vide che era rotta! Era una truffa, perché era solo un gioco!

Questa volta è Piero a voler scegliere per primo (compie due scelte consecutive), ed è lui a riportare nelle nostre storie il cane (l'animale guida e protettivo che avevo scelto nella prima Puntastoria). L'identificazione principale di Piero sembra essere proprio con questo animale che unisce me e lui nelle due Puntastorie fatte sin qui. Riproporre una mia immagine è un segno del legame nato e consolidatosi tra noi e del filo narrativo che le Puntastorie indicano e contribuiscono a creare. L'immagine, inoltre, è grande e al centro del foglio per avere maggiore salienza e importanza.

La rosa mi ricorda i fiori che Piero racconta essere solito regalare alla mamma per il compleanno e quelli che la madre dipingeva quando era a casa con lui.

La richiesta fatta da Piero di giocare insieme con un "mio gioco" e queste due immagini proposte in rapida successione raccontano di come fosse amichevole e positivo, disposto a stare insieme e ad aprirsi.

Attraverso le mie scelte ho cercato di portare, nella storia che avrebbe inventata, degli elementi potenzialmente positivi e di "valore", come il cristallo (che Piero cambia in un diamante) e un cigno (l'uccello che porta in sé la metamorfosi del brutto anatroccolo), per cominciare a far emergere tra noi due le sue risorse e qualità, che Piero non può e non riesce ancora a vedere mantenendo di sé un'immagine negativa, quella di un bambino che tutti rifiutano perché è cattivo e non merita che nessuno gli voglia bene.

Il lavoro per rispecchiare e calibrare gli stati emotivi di Piero, e suggerirgli possibilità più serene e positive, è visibile anche nel mio modo di colorare con un tratto volutamente leggero, breve e curato (come per le orecchie del cane, il diamante e gran parte dei mattoni della piramide), contrapposto al suo, nervoso, forte e veloce.

L'alter ego iniziale del cane/Piero è il signor Cicogno (il mio cigno trasformato, che assume una sfumatura negativa e da antagonista già dal nome grottesco che suggerisce prese in giro e dispetti). Sembrano esserci ancora, ambivalenti e distanti, il mondo degli adulti (potenzialmente punitivo e pericoloso), di cui anch'io sono portavoce, e il suo mondo.

Il tema dei soldi, di ciò che non ha e non possiede, e il sentirsi inadeguato e mancante emergono spesso nei racconti quotidiani di Piero (che frequentemente ruba oggetti e denaro, a casa e a scuola, che nasconde senza spendere). Le iperboli su ciò che possiede, comprerà, o avrebbero i genitori non hanno un fondamento reale, ma descrivono i suoi sforzi e il bisogno di sentirsi migliore degli altri per poter essere almeno loro pari.

L'arrivo del fenicottero porta il mondo e gli altri nella storia: ancora una volta Piero/cane deve subire un'ingiustizia che fa scattare la sua frustrazione e il desiderio di rivalsa e l'aggressività.

Alla fine, il fenicottero otterrà la piramide che Piero desiderava per sé, ma non potrà goderne perché, in un mondo in cui tutti possono essere cattivi e truffare, anche questa si rivelerà una truffa e una vendetta. Ritorna il riferimento all'Egitto che ci invita a pensare l'assenza della madre, all'*abbandono* che Piero accusa intimamente, ai suoi vissuti di inadeguatezza e al dolore che potrebbero convincerlo che gli abbandoni vissuti siano meritati, al tema del perdono che Piero dovrà maturare per sé, per gli altri e, soprattutto, per la propria storia.

Sembra che le azioni di chi è "più forte e ricco" possano essere soltanto subite: non saranno compiute per fargli del bene, ma lo lasceranno sempre più solo. La *ricchezza*, in questo e in altri racconti di Piero, è appannaggio degli altri, è tanto desiderata quanto impossibile da conquistare. Malgrado ciò, Piero è tenace e continua a tentare: anche questa Puntastoria (ormai lo sappiamo) si intitola "Amicizia".

Credo che il significato che la ricchezza materiale assume nelle sue Puntastorie sia molto ampio (polisemico come le storie stesse), ma, in fondo, la ricchezza di cui parla Piero è l'amicizia che pone a sigillo di ogni racconto.

È ancora impossibile, tuttavia, stringere un'amicizia ed essere felici. È ancora impossibile per Piero sentirsi parte del mondo affettivo che lo circonda, degno di amore e affetto, sereno e sicuro nell'incontrare gli altri. Eppure, se il gioco raccontava questa difficoltà, giocare insieme (come lui aveva proposto) ci aveva dimostrato che qualcosa stava cambiando, che tutto ciò per cui Piero soffriva avrebbe potuto trovare lenimento.

Dopo altri nove mesi di terapia, Piero chiede di creare un'altra Puntastoria.

"Amicizia 3" (Piero, 10 anni e 10 mesi; un anno e tre mesi di terapia; figura 23): un uccello, *una montagna con tre fiumi*, un vulcano che erutta (Piero aggiunge il fumo dell'eruzione), *un cavallo*, un bambino che va a scuola, *una casa con tante finestre*, una giraffa che va a spasso (la suggerisce Piero), *un orso affamato*, una piramide, *una casa di montagna (una baita)*, *un uovo* (le immagini di Piero sono scritte in corsivo).

C'era una volta un uccello che mentre volava incontrò un vulcano che eruttava. L'uccello si spaventò e dice a tutti di scappare e dopo 152 km in volo incontrò un villaggio in Egitto. In quel paesino c'erano solo tre piramidi e case. Una giraffa che mangiava proprio lì vicino vide l'uccello e gli domandò: "Uccellino, perché scappi così veloce?!". Ma l'uccellino non rispose e si andò a posare, stanco morto, su una casa con tante finestre. Sotto quella casa c'era un'altra casetta più piccolina dove abitava un orso tanto affamato. Dopo un po', l'uccellino ha fatto dieci uova, ma ne cascarono cinque in testa all'orso e cinque addosso alla casa, e l'orso si arrabbiò e mangiò l'uccellino. Dopo si accorge che non era stato lui ma un altro uccellino che volava lì vicino e lo risputò. Dopo ha mangiato l'altro uccellino e gli ha tirato dei sassi per catturarlo. Dopo incontrò un bambino che andava a scuola su un cavallo. Dopo un po' l'orso aveva di nuovo fame e mangiò il bambino e lasciò il cavallo. Il cavallo impaurito scappò su una montagna con tre fiumi e si nascose in una baita. Alla fine, tutti quelli che non erano stati mangiati dall'orso vissero felici e contenti.

Dopo aver tracciato assieme punti e linee, sono io a prendere il centro del foglio abbozzando un uccello. Scelgo di ritrarlo in un atteggiamento discreto, con le ali chiuse e un'espressione ambigua, in modo che possa essere Piero a proiettarvi emozioni e sentimenti e, se avesse voluto, attribuirgli intenzioni e azioni, ad esempio, volare.

Anche Piero immagina degli animali: un cavallo, una giraffa che va a spasso (la suggerisce su un mio turno di disegno) e, subito dopo, un orso affamato (i due animali, immagino mentre li appunto uno di seguito all'altro, potrebbero essere in relazione: forse la prima sarà vittima del secondo). Per la prima volta, Piero presenta due case: una casa di montagna (una baita, precisa mentre scrivo), e una con tante finestre.

Sin dalle immagini di partenza, appare come Piero stia cominciando a portare vicine parti differenti, sinora in conflitto e difficilmente armonizzabili in un'idea di sé coerente e positiva. La casa con tante finestre appare fredda e impersonale, al contrario della baita che offre rifugio dal freddo e mostra un chiaro segno di vita e vitalità nel fumo che sbuffa dal camino e che richiama quello aggiunto da Piero al mio vulcano: mentre il primo è associato al calore che riscalda, il secondo lo è alla violenza del fuoco che brucia e distrugge. Il vulcano in eruzione, ancora, è un invito che rivolgo a Piero per dar valore alla montagna dai tre fiumi disegnata da lui subito prima del mio turno.

Per arricchire il nostro elenco, introduco due elementi legati alla sua quotidianità, che potrebbero portarlo a raccontare indirettamente di sé: un bambino che va a scuola (la scuola e il suo comportamento durante le lezioni sono ancora le principali preoccupazioni della nonna e dell'educatrice), e una piramide (ormai sappiamo che questa immagine può riferirsi alla madre e al materno).

Come ultima immagine della serie, Piero disegna un uovo che si intravede subito dietro la bocca spalancata dell'orso. Come vedremo anche nella Puntastoria successiva, l'uovo acquisterà per Piero un significato di cambiamento e rappresenterà la possibilità concreta di sentirsi bene assieme agli altri, a proprio agio, protetto e sufficientemente fiducioso.

La storia sembra presentare differenti sembianze del Sé di Piero, messe più volte in pericolo, e divorate, infine, da un orso affamato. Dapprima assume quelle dell'uccellino immaginato da me (è la prima volta che fa sua una mia identificazione: nelle Puntastorie precedenti i miei personaggi avevano sempre rappresentato il "mondo degli adulti", per lui punitivo e incontrollabile). L'uccellino scappa da un pericolo (un vulcano in eruzione) ed è spaventato. La parte cattiva e pericolosa della storia, questa volta, nasce da Piero stesso e non da una mia immagine. È un chiaro tentativo per integrare le parti sentite come negative in un'immagine di Sé coerente e positiva.

C'è, finalmente, qualcuno che si interessi a lui e gli chiede perché stia scappando (la giraffa). È il segno che Piero comincia ad avvertire che il mondo può accorgersi della sua esistenza: un'apertura fiduciosa alla relazione con gli altri.

Le due case immaginate da Piero, i contenitori di questa storia, non offrono subito riparo e rifugio, ma nascondono una grande insidia: nella più piccola di esse, la baita di montagna, abita, infatti, un orso molto affamato. Scappare da un vulcano in eruzione non metterà in salvo l'uccellino che dovrà affrontare ora un pericolo maggiore.

Dove si nasconderà il piccolo uccellino/Piero? Chi lo aiuterà? Chi lo difenderà dall'orso affamato?

Mi è sempre più chiaro come quest'orso rappresenti gli aspetti dolorosi e pericolosi della vita di Piero, ma ciò che più salta in evidenza alla mia immaginazione e sensibilità, è la sua tristezza, solitudine e fragilità: l'ombra dell'orso, sento, è una vasta tristezza.

L'uccellino prova a sopravvivere, a vivere, a "rinascere" e depone delle uova. L'orso mangia l'uccellino/Piero ma, saputo di aver commesso un errore, lo risputa. Persino le sue aggressività e voracità possono essere governate; è possibile, dunque, operare gesti riparatori e ammettere uno sbaglio, fare ammenda e riconciliarsi. Il tema del perdono per la sofferenza patita nella propria vicenda personale comincia ad affacciarsi sull'anima di Piero.

Piero può salvarsi, può "rinascere" trasformato, come insegnano le fiabe e il mito. Piero come Giona, Pinocchio e Cappuccetto Rosso, rinasce passando nell'utero simbolico della pancia dell'orso: può attraversare il pericolo, la tristezza che sente, senza esserne sopraffatto.

L'immagine archetipica dell'orso, che va in letargo in inverno per risvegliarsi (rinascere) in primavera, così come ci è tramandata dal folclore, dal mito e dai sogni, chiude in sé diversi opposti: ci insegna la lentezza, l'essere pacifico, l'introversione e la conservazione dell'energia, il materno più affettuoso, ma anche l'aggressività, la smodatezza, la forza selvaggia, la potenza sensuale; può essere giocoso ma anche folle; passa da lunghissimi digiuni a una caccia sfrenata per placare la fame (Ribola, 2013).

Nella trama delle Puntastorie, l'immagine dell'orso compare a farci notare come Piero stia integrando le sue differenti parti e qualità per giungere ad un'immagine di sé positiva, più serena, verso la quale anche lui possa essere meno severo e distruttivo, riemergendone "nuovo e intero", con maggiori possibilità personali e la consapevolezza intima di risorse e qualità.

Per la prima volta, nelle sue storie è possibile salvarsi, immaginare un lieto fine e, quindi, presentire il futuro.

Sarà un altro uccellino, sconosciuto e anonimo, ad essere mangiato, non lui. La storia ci presenta, dunque, una parte "anonima" e, apparentemente, disinvestita di valore. La presenza di quest'altro uccellino è importante e catartica: esso rappresenta la parte che può essere perduta senza venire distrutti. Depotenziata e digerita, questa rappresentazione della colpa, diventa viatico e mezzo per un sacrificio simbolico col quale Piero comincia a conquistare la possibilità di stare con gli altri ed essere felice.

L'uccellino, inoltre, non è "cattivo e dispettoso": ha visto cascare le proprie uova sulla casa e la testa dell'orso accidentalmente. È un uccellino innocente, come innocente deve essere una vittima sacrificale che apre al mondo e alla rinascita.

Nel prosieguo della Puntastoria, Piero ricompare nelle forme di un bambino che va a cavallo (i cavalli gli piacciono tantissimo, e da oltre un anno ha cominciato a frequentare un corso di equitazione). Anche in queste sembianze, il nostro piccolo paziente sacrifica una parte di sé: il bambino, infatti, sarà mangiato dall'orso.

Piero, tuttavia, può salvarsi e rinascere: il cavallo (una sua parte buona che rende felici sia lui che gli adulti significativi perché, durante le lezioni di equitazione, Piero "si comporta bene ed è tranquillo") si salva scappando su una montagna per nascondersi in una baita. Finalmente arriva un contenitore che offre rifugio e protezione, un posto in cui stare. È da notare che la casetta/baita nella quale il cavallo ha trovato scampo è la stessa da cui è arrivato l'orso affamato. È una rappresentazione, ancora più chiara e immediata, di come Piero sia più intero, di come stia integrando le sue parti aggressive, dolorose, depressive e sofferenti, con quelle che conoscono la salvezza e la felicità.

"Alla fine", conclude nella sua Puntastoria, "tutti quelli che non erano stati mangiati dall'orso vissero felici e contenti". Piero comincia a sentire la possibilità di un lieto fine nella sua storia personale.

La quarta Puntastoria verrà realizzata sul finire della quinta elementare, sei mesi dopo la precedente. Piero si prepara al periodo estivo, quando non avrà il contenitore della scuola. Il prossimo anno frequenterà la scuola media, cambierà ambiente, compagni e non avrà più le maestre che, sin dalla prima elementare, sono state per lui delle figure materne, accoglienti e protettive. Il sistema familiare e gli adulti che si occupano di Piero vivono con attesa e preoccupazione questo passaggio. La madre è ancora in Egitto; Piero fantastica che ritorni da un giorno all'altro, da una settimana all'altra, ma le sue attese restano deluse.

"Amicizia 4" (Piero, 11 anni e 2 mesi; un anno e otto mesi di terapia; figura 24): *un'oca, una papera, un cane*, un giornale, *una foto (Piero la disegna all'interno del giornale)*, una scuola, *la testa di un manichino*, una piramide, *un hotel* (le immagini di Piero sono scritte in corsivo).

C'era una volta un'oca che incontrò un signore, però l'oca era moltissimo birichina e, di nascosto, fece un uovo. L'oca appena fece l'uovo lo tirò addosso al signore (che, in realtà, era un manichino) e lo colpì sul giornale che stava leggendo. Ma il signore riuscì a schivare l'uovo e chiese all'oca cosa stava facendo e se voleva parlare o giocare un po' con lui. Allora disse l'oca: "Ti volevo fare solo un dispetto!". "E perché volevi farmi un dispetto?" chiese il signore mentre teneva al guinzaglio il suo cane barboncino di nome Gulliver. Il cane, a un certo punto, abbaiò per dire al padrone che c'era una scuola e un hotel. "Visto che siamo già così vicini all'hotel, possiamo andarci a dormire" disse il signore, "Il giorno dopo partiamo in Egitto con l'aeroplano". Dopo un po' arrivarono in Egitto con l'oca visto che erano diventati amici e l'oca non era più birichina e fece pure un figlio, che era una papera. Il signore vide una piramide. Sono scesi dall'aeroplano, videro una piramide e, visto che avevano una macchinetta fotografica, si andarono a fare una foto vicino alla piramide tutti felici e contenti.

Piero chiede di cominciare e disegna, in rapida successione, un'oca, una papera e un cane, personaggi apparsi già nelle Puntastorie precedenti (l'oca e la papera, pur non essendo presenti nelle prime tre Puntastorie, ricordano il cigno/cicogno, l'uccellino, il fenicottero e la possibilità di deporre delle uova che potranno rompersi ovvero schiudersi).

Piero mette in ogni scelta vita e possibilità di azione (ad esempio, nel mio giornale inserisce la foto di un personaggio che, per metonimia, diventerà anche una macchina fotografica alla fine della storia). Disegna la testa di un manichino, sorridente e dall'espressione serena e, come ultima immagine, un hotel, dopo che io ho immaginato una scuola. Probabilmente, avendo viste le immagini create, aveva intenzione di raccontare un viaggio, e la presenza di un hotel rivela simbolicamente la possibilità di stare e riposare anche quando si è in viaggio, anche lontani da casa. È come se si potesse diventare più forti e autonomi, proprio come Piero sembra essere diventato da tempo, tanto da poter andare e sentendosi al sicuro.

Come avevo già fatto nelle Puntastorie precedenti, inserisco una scuola per offrirgli la possibilità di raccontare vissuti ed emozioni delle sue giornate con i compagni e le maestre, soprattutto in questo momento di passaggio e di chiusura, e, ancora, una piramide per lasciare aperta la strada che porta verso il materno, la madre e la sua mancanza.

All'inizio della Puntastoria compaiono un signore (la testa del manichino) e un'oca "birichina": mentre ascolto Piero, fantastico che potremmo essere io e lui. Questo animale dispettoso porta con sé un uovo, la possibilità di cambiare e diventare un "bambino buono" (come nella fiaba di Pinocchio già apparsa nella nostra terapia), ma, ora, è ancora un mezzo con cui offendere, "fatto di nascosto", pronto per giocare un brutto scherzo.

Questo passaggio mi suggerisce che ogni Puntastoria sembra ricapitolare la storia clinica e le vicende del bambino protagonista della terapia: così, la situazione iniziale dei racconti ripropone spesso il problema che ha convinto il sistema familiare a chiedere un percorso terapeutico e la domanda intima e implicita di Piero, mentre lo svolgersi degli eventi e il finale cercano di offrire qualcosa di non ancora pensato e conosciuto.

Il signore, vittima dello scherzo dell'oca, che ha visto i suoi comportamenti cattivi (il sintomo) ma le chiede di giocare e parlare assieme, assomiglia ad una proiezione del nostro rapporto terapeuta/paziente.

Assieme al signore/terapeuta ricompare l'immagine del cane, il nostro animale guida: ormai una rappresentazione simbolica della coppia terapeutica. Questa volta Piero non immagina un animale randagio, come aveva fatto all'inizio della sua prima Puntastoria, ma un barboncino al guinzaglio, segno del legame che lo unisce al suo padrone e delle cure che questi può offrirgli.

È il barboncino che raccoglie la relazione tra il suo padrone e l'oca per portarla, metaforicamente, *in un altro luogo*, per farla diventare qualcosa di diverso dalla tensione e dalla rabbia che Piero suscita negli altri e sente in se stesso quando si innesca la dinamica distanza affettiva/dispetto/punizione.

Il barboncino invita e prepara alla partenza che, mi è sempre più chiaro, è una dimensione affettiva e amicale della nostra relazione (e delle relazioni in generale) rispetto alla diffidenza e alla cautela iniziali, alla mia ansia e alla tensione per dover stare in terapia con un bambino che appariva incontrollabile e imprevedibile, sempre pronto a provocare e a mettermi alla prova.

Questa Puntastoria ci dice che ora è più facile per Piero stare insieme agli altri: ci si può preparare per affrontare la scuola e la vita senza sentirsi soli (come racconta il pernottamento in hotel dell'oca e del signore). Piero è più sereno, più tranquillo con se stesso, maggiormente visto e considerato dalla rete di adulti significativi che se ne sta prendendo cura.

Il viaggio per diventare grandi, e quello che i protagonisti della storia si accingono a compiere, può essere finalmente tentato; ovviamente, nella finzione narrativa, si va in Egitto, meta remota nel tempo e nello spazio, luogo della lontananza, alla ricerca dell'amore e della mamma.

L'oca, alla fine, non è più birichina, ha trovato degli amici, il signore e il barboncino, ed ha anche avuto un figlio. Sembra, dunque, che l'uovo, rotto nella Puntastoria precedente e all'inizio di questo racconto, possa finalmente schiudersi e portare la vita.

Piero acquista una nuova forza prospettica e un nuovo significato intimo per la sua storia e la sua vicenda affettiva e individuativa.

"Il signore vide una piramide", detta Piero, ma subito aggiunge: "Videro una piramide"; forse, attraverso il racconto, mi sta riconoscendo l'inizio di questo percorso e della sua direzione, e mi conforta nel mettermi a parte che ora tutti e due condividiamo verso, forza e direzione: il prossimo futuro.

Alla fine, arriva una foto ricordo davanti alla piramide, come accadrebbe in una vacanza, quando si visita con piacere un luogo lontano da cui si sa che si tornerà a casa.

Per la prima volta un racconto di Piero si conclude con tutti i protagonisti felici e contenti.

In questa storia non c'è più bisogno di salvarsi o di sacrificare parti di sé; in questa storia si può, semplicemente, essere felici.

3 Mister Matita e la farfalla Belinda vanno insieme per mare

Piero frequenta la prima media e ha vissuto un impatto con la nuova scuola turbolento e difficile. Si sono resi necessari diversi incontri con i professori e la famiglia per permettergli di inserirsi nel gruppo classe, stringere nuove amicizie ed essere accolto e conosciuto dai nuovi professori senza scomparire dietro l'etichetta di alunno difficile e compagno di classe dispettoso, violento e da evitare.

L'ultima Puntastoria del nostro percorso sarà realizzata in aprile, ad anno scolastico avanzato, quasi un anno dopo la precedente e pochi mesi prima della chiusura della terapia.

"Amicizia 5" (Piero, 12 anni; due anni e sei mesi di terapia; figura 25): *bandiera dell'Italia*, barca col pesce e le onde, *una chiesa*, una matita con gli occhiali e la bocca, *una farfalla, una banconota da cinque euro* (le immagini di Piero sono scritte in corsivo).

C'era una volta Mister Matita che stava andando in chiesa a pregare, ma era arrivato troppo in ritardo per pregare. Poi, uscendo fuori dalla chiesa, incontrò una farfalla di nome Belinda. Dopo che vide quella farfalla, la farfalla gli chiese: "Vuoi giocare con me al mare?" e Mister Matita disse di sì. Andarono al mare e videro una barca da 5000 euro, ma loro avevano solo 5 euro! Camminando sulla spiaggia videro un diamante costoso. La farfalla disse. "Visto che abbiamo trovato questo diamante di valore di soldi 5000 euro, possiamo scambiare la barca con il diamante". Andarono al mercato e il mercante disse: "Buongiorno signori, benvenuti al negozio dell'Italia". "Vorremmo comprare una barca con la vela con il simbolo dell'Italia" disse la farfalla Belinda. Il mercante disse "sì". Allora Mister Matita tirò fuori dalla sua tasca segreta il diamante e presero la barca e non vedevano l'ora di metterla dentro l'acqua.

La prima scelta è di Piero che disegna una bandiera italiana (l'Italia ha da poco giocato due gare per le qualificazioni agli Europei di calcio e Piero le ha viste in tv). Sceglie poi una chiesa (Piero frequenta il catechismo da più di un anno, ne ha parlato in tanti incontri, e ha ricevuto la prima comunione da poche settimane).

Le mie scelte sono dettate dall'immaginazione e dal desiderio di offrire un ambiente sereno e ricco di spunti per la storia che verrà; da qui nascono il pesce nel mare e la barca con una vela spiegata (che presuppone il vento, simbolo di vita, rinnovamento e movimento), e la matita animata e sorridente, che suggerisce la possibilità di scrivere e inventare, ma fa anche riferimento alla scuola e al nuovo ambente che Piero sta conoscendo ed esplorando.

Piero chiude le sue scelte con una farfalla (simbolo di trasformazione e bellezza), e una banconota (ritorna il tema della ricchezza e di ciò che si possiede o non si può avere).

Nella storia, per la prima volta, non ci sono pericoli né dispetti e i due protagonisti sono subito d'accordo. Ancora una volta i personaggi che animano il racconto sembrano rappresentare noi due, compagni di terapia e di gioco.

In questa Puntastoria Mister Matita (una proiezione del terapeuta/adulto) è dispiaciuto perché ha fatto tardi in chiesa ed è Piero/Farfalla ad aiutarlo offrendogli la propria amicizia e la propria compagnia.

Piero non è più un'oca o un coniglio dispettosi, ma una farfalla amichevole, socievole e bella (lo sottolinea anche nel nome che sceglie per lei: Belinda). Piero non si mostra più dispiaciuto, inerme e bisognoso di attenzione e aiuto ma, per la prima volta nei suoi racconti, è lui (attraverso la sua proiezione principale nella storia) a prestare aiuto e amicizia. È più sereno e fiducioso come raccontano gli ultimi mesi di terapia e la sua vita a scuola (ora molto migliorata) e a casa, a cavallo e agli scout, al catechismo e nelle tante occasioni di incontro di cui, via via, si sono arricchite le sue giornate.

Il processo individuativo ha ripreso vigore e cammino, con l'integrazione di parti buone e cattive, e rende Piero più consapevole e forte. Il movimento che avvicina e amalgama queste diverse e opposte parti può essere letto anche nei colori della farfalla, il nero e il giallo. La farfalla ha nome Belinda, ma non è bella come ci si potrebbe aspettare, non ha colori sgargianti o belle sfumature; assomiglia, piuttosto, a una falena notturna, è scura, nera, ma mostra anche delle linee giallo acceso, come di luce (è lo stesso Piero a dircelo, commentando che i puntini gialli al bordo delle ali fanno luce come delle lampadine).

Alla fine della storia, Mister Matita e la Farfalla Belinda sono insieme, e più unite sono le diverse parti di Piero, quelle serene e forti e quelle più dolenti, tristi e aggressive. Piero ora sente che desidera e può andare, può crescere e diventare grande.

La terapia terminerà dopo tre mesi da questo racconto. Era giunto il tempo di prendere il mare.

Capitolo quinto

Il Disegno Narrativo Condiviso con bambini e genitori

Il DNC può essere uno strumento utile in una valutazione diagnostica, in una consultazione terapeutica di pochi incontri o pochi mesi (come le storie cliniche raccontate di seguito), o nelle prime fasi di un percorso terapeutico, quando sarà necessario conoscere il sistema familiare e le dinamiche tra il piccolo paziente, i genitori e il contesto sociale.

Il mondo interno di un bambino trova spesso un corrispettivo e delle risonanze nelle aspettative dei genitori e nell'idea che questi hanno di lui, di com'è o di come dovrebbe essere, dei problemi che, a loro giudizio (o secondo il parere di insegnanti, professionisti o familiari), debbano essere affrontati e risolti. Un bambino, dunque, si trova a dover creare e ricreare la propria identità affettiva nel tentativo di entrare a far parte del contesto familiare e sociale.

Incontrare bambini e genitori nella stanza di terapia attraverso il gioco e il DNC può consentire di conoscere i loro inconsci ed esplorare l'inconscio familiare. Considerare il disagio di un bambino, dei genitori e della famiglia, costringe il terapeuta a integrare due diverse strade: bisogna dare spazio all'intrapsichico, al mondo interno e immaginale, e all'interpsichico costituito dalle molteplici relazioni che ciascuno stringe e intrattiene; è necessario dar voce alle paure profonde di un bambino, alla sua infelicità e alle angosce, ma prestare attenzione anche alle sue relazioni buone o disturbanti con i genitori, i pari e gli altri significativi.

Essere con un bambino in terapia è tenere un mondo relazionale e affettivo: siamo sempre in una terapia familiare, anche quando non le diamo questo nome e non pratichiamo un intervento sistemico. Non esiste qualcosa come il singolo bambino (come non esiste un singolo individuo), se non insieme agli altri e mescolato con essi. Se ciascun individuo è un mondo completo in se stesso, questo mondo è un insieme di molti, ed essi, a loro volta, sono altrettanti mondi chiusi e reali, ma sono anche parte di noi stessi come noi siamo parte di loro.

Abraham Brafman ha modificato la tecnica dello Scarabocchio di Winnicott (tra le ispirazioni del DNC) incontrando bambini e genitori durante il colloquio diagnostico. L'Autore ha cercato di conoscere i piccoli pazienti attraverso Scarabocchi creati assieme, partendo dall'ipotesi che le fantasie inconsce del bambino e le esperienze passate dei genitori interagiscano e si influenzino vicendevolmente. L'opportunità offerta dallo Scarabocchio è di aiutare il bambino ad esprimere paure e angosce affinché i genitori, e lui stesso, possano comprenderle. Solo quando le fantasie inconsce del bambino verranno espresse e comprese grazie ai disegni, il nodo relazionale che blocca il processo evolutivo della famiglia verrà sciolto. Osservare l'interazione genitori/bambino fornisce preziosi dati diagnostici e consente di valutare come il bambino reagisca ai cambiamenti negli atteggiamenti dei genitori. Se questi verranno aiutati a capire i motivi per cui non mettono il bambino nelle migliori condizioni per esprimere paure e angosce, e riusciranno a comunicare con lui in modo diverso, *sciogliendo il nodo* affettivo e relazionale che stringe la famiglia, si verificherà un netto cambiamento nel loro modo d'agire e scopriranno di essere efficaci e fondamentali nell'aiutare il proprio bambino ad attraversare crisi e difficoltà (Brafman, 2005).

In quest'ottica, realizzare un DNC con il bambino e i genitori, può fornire molte indicazioni sull'interazione tra loro e sulle dinamiche emotive, i ruoli e il mondo interno di ciascuno, sull'atmosfera familiare e sul modo di guardare al disagio della famiglia o all'eventuale sintomo del bambino.

Anche se il rapporto con i genitori non è l'unico tipo di relazione a ricoprire un ruolo importante nella crescita di un bambino, nel suo processo individuativo e nel cammino verso l'autonomia e la differenziazione, è innegabile che esso sia centrale nella vita di bambini e ragazzi, soprattutto se cresciuti in famiglie di piccole dimensioni, spesso figli unici, o con genitori separati, caratterizzate da una forte concentrazione degli affetti e da legami a volte rigidi e invischiati.

Incontrare bambini e genitori offre l'opportunità di conoscere la qualità delle relazioni all'interno della famiglia, della coppia genitoriale, e di ciascun genitore con il bambino, e consente di osservare il mondo interno di ciascuno, e le idee, le rappresentazioni, le immagini, consce e inconsce, che ogni genitore possiede e costruisce dei propri figli e di se stesso come figlio (Palacio Espasa, 1995; Manzano, Palacio Espasa, Zilkha, 2001).

Una coppia genitore/bambino impegnata nella realizzazione di una Puntastoria, mostra dinamiche relazionali, modi di stare insieme e di partecipare con l'altro che non sono facilmente osservabili in un colloquio. Durante una Puntastoria genitoriale o familiare, il terapeuta può osservare e sottolineare ai partecipanti modi particolari e significativi di interagire, a volte sintomatici del momento che la famiglia sta attraversando, e lavorare sui significati più profondi e sulle conseguenze di azioni e atteggiamenti.

Nel gioco/racconto della Puntastoria ogni partecipante può osservare le prese di turno, chi disegna per primo e chi, invece, è reticente, chi si entusiasma nel giocare assieme o chi, al contrario, può esserne imbarazzato o provare disagio; il terapeuta può lavorare con le difficoltà, le risorse e i nodi affettivi, intimi e relazionali della coppia genitoriale, della famiglia o di ciascuno, muovendosi da quanto emerge e accade nel qui ed ora. Ogni passaggio e momento del gioco può rappresentare uno spunto capace di sensibilizzare il sistema familiare e terapeutico per creare, assieme, una nuova narrazione della famiglia e del bambino. Così, in questo gioco/disegno/racconto, come nella famiglia stessa, ciascuno diventa parte di un insieme più ampio, che lo comprende come una parte essenziale.

1 Agnese: *La ragazza trasformata in pesce* e *La fine del cacciatore*

Agnese arriva in terapia all'inizio della seconda elementare. I genitori chiedono di essere aiutati a gestire i "capricci" e la "rabbia" della bambina esacerbatisi all'inizio dell'anno scolastico, a loro parere a causa della gelosia per la nascita di una sorellina poco prima dell'estate, e per il fratellino che ha cominciato la prima nella stessa scuola e che, in tal modo, potrebbe "insidiare il suo mondo", dove lei è bravissima, con ottimi voti, benvoluta da compagni e compagne e lodata dalle maestre. D'improvviso, Agnese teme che le attenzioni che le sono state riservate durante la prima elementare possano cessare e, benché si sforzi di essere brava a scuola e un esempio per le bambine del corso di pattinaggio che frequenta da qualche anno, la sua indole insicura e fragile, bisognosa di riconoscimento e del consenso degli altri, si manifesta sempre più forte.

Durante lo scorso anno scolastico Agnese aveva affrontato l'ingresso in un mondo sociale più ampio, formato dalla scuola come istituzione (con aspettative, regole, norme e compiti) e dal gruppo degli altri bambini. Agnese trovatasi in un altro contesto relazionale, oltre a quello domestico, con amici e amiche da conoscere, aveva seguito due strategie di adattamento: una strategia razionale, consistente nell'assimilare tecniche e nozioni (imparare a leggere e a scrivere, ad esempio, svolgere gli esercizi di matematica, partecipare a giochi collettivi e capire quali potessero essere le regole che le avrebbero permesso di entrare in un gruppo di compagni e di restarvi), che aveva sfruttato nel migliore dei modi, e una strategia emotiva per cercare nel gruppo dei pari, o in alcune amicizie in particolare, il sostegno affettivo che, fino ad allora, era stato appannaggio pressoché esclusivo della famiglia nucleare e allargata. Alcune delle complessità che Agnese affrontava in quel periodo erano conciliare il timore di perdere il sostegno affettivo dei genitori, il loro amore, nel momento in cui si affacciava nel suo primo contesto sociale fuori dalla famiglia e lasciare il controllo sull'affetto che i genitori le mostravano per vivere serenamente le sue relazioni affettive e amicali a scuola. Ora che il fratellino cominciava la prima elementare muovendo su di sé attenzioni e preoccupazioni, queste difficoltà rappresentavano per Agnese un banco di prova troppo arduo da affrontare razionalmente cercando di essere bambina e scolara impeccabile e irreprensibile. È a questo punto che il suo comportamento subisce un brusco cambiamento rendendola anche capricciosa, aggressiva, impaurita e rabbiosa col fratello e i genitori, in particolare con la madre.

La richiesta implicita di Agnese verso il percorso terapeutico, sembra essere di trovare un luogo accogliente ed esclusivo in cui essere accolta dai genitori, sia in senso fisico che psicologico ed emotivo, dove poter giocare e stare con loro, o semplicemente grazie a loro, ottenendone l'attenzione e l'affetto.

Agnese ha partecipato con voglia e protagonismo alla terapia, così come i genitori. Nel corso dei quattro mesi della consultazione terapeutica, la bambina è riuscita a raccontare le difficoltà emotive vissute in famiglia, soprattutto l'ansia, l'insicurezza e la gelosia nei confronti dei fratellini più piccoli e a mostrare il bisogno di rassicurazione e riconoscimento di sé come una bambina che possiede grandi risorse e competenze, ma può essere anche fragile e piccola; anzi, ha il diritto di esserlo.

Agnese ha mostrato sin da subito il bisogno di essere rassicurata e accettata, scusandosi, ad esempio, perché i suoi disegni non erano belli e perfetti, o portandomi i quaderni di scuola per mostrarmi orgogliosa i bei voti e le lodi delle maestre. Nel corso degli incontri avuti assieme a lei e ai genitori, è stato possibile far vivere e conoscere loro le fragilità della figlia e il suo bisogno di essere accolta *esclusivamente* in alcuni momenti, senza essere per questo giudicata "capricciosa" e "egoista" o avvertita come "ingestibile", così da migliorare il loro senso di efficacia e le competenze emotive e educative, permettendo una migliore circolazione degli affetti e descrivendo un'immagine di Agnese più umana, unitaria e veritiera che la liberasse dalla necessità di essere sempre brava, la più brava, e godere della possibilità di essere e mostrarsi fragile, in difficoltà, persino "capricciosa, egoista e aggressiva".

Al secondo incontro della consultazione, propongo ad Agnese di giocare alla Puntastoria.

"La ragazza trasformata in pesce" (Agnese, 7 anni e 10 mesi, figura 11): *un aquilone*, un pesce gigante, *una fetta di formaggio,* una casa magica, *una ragazza bellissima,* un ragazzo bellissimo col naso gigante (naso gigante è un'aggiunta di Agnese), *una brutta strega col naso gigante* (le immagini in corsivo sono di Agnese).

C'era una volta una brutta strega con una casa magica. Un giorno passò di lì una bella ragazza e la strega sentì i suoi passi. La strega si era molto arrabbiata perché lei detesta che qualcuno passa davanti alla sua casa magica e la trasformò in un pesce enorme. Il giorno dopo, però, un ragazzo bellissimo col naso gigante passò davanti allo stagno dove il pesce enorme si era rifugiato. Il ragazzo bellissimo, visto che era la sua vicina di casa, la riconobbe subito dagli occhi verdi come l'erba. Al pesce piaceva molto il formaggio, e il ragazzo, visto che la conosceva, gliene dà un pezzo magico così la fece ritornare ad essere una ragazza. Quando la ragazza tornò ad essere una donna si ritrovarono e insieme tornarono a casa facendo volare il loro aquilone.

Agnese disegna tutti i personaggi essenziali al racconto: la protagonista e l'antagonista (la ragazza bellissima e la strega dal naso gigante), il mezzo magico che permetterà alla storia di raggiungere un lieto fine (la fetta di formaggio, simbolo di ciò che è buono, nutre e fa crescere, che ritroveremo nella Puntastoria genitoriale) e l'oggetto che rappresenterà il finale felice e aperto al futuro (l'aquilone e il suo volo).

Proprio l'aquilone assumerà per Agnese la valenza di oggetto Sé (ciò che avevano rappresentato la scarpa, lo stivale e il piede, per Achille). Con la sua capacità di volare o di perdersi nella foresta (come accadrà nella Puntastoria genitoriale), esso descrive le difficoltà provate da Agnese in questo momento della vita, la paura di non riuscire ad ottenere l'attenzione e l'amore dei genitori, di perdersi e *non poter volare*. Un aquilone, dopo tutto, è come un bambino: non può essere solo, ha bisogno di una mano che lo stringa forte e lo aiuti a volare sfruttando le sue caratteristiche e le correnti del vento.

Agnese raffigura la dialettica tra le sue risorse e difficoltà colorando gli occhi dei tre personaggi legati al femminile dello stesso verde dei suoi. E, se gli occhi verdi del pesce appaiono giustificati e naturali, dato che questi non è altri che la ragazza ormai trasformata ed è dal colore degli occhi che il ragazzo bellissimo la riconoscerà, più significativa appare la scelta di colorare di verde gli occhi della strega. Sin da questo passaggio iniziale, dunque, il percorso di Agnese sembra suggerirci di tenere ben presenti queste differenti parti, perché soltanto quando potrà mostrarsi "intera", con bellezze, risorse e punti di forza (la ragazza bellissima), ma anche con difficoltà e lati del carattere non sempre socialmente desiderabili e accettati (il pesce e la strega), riuscirà ad essere più fiduciosa in sé e a sentire gli altri affettivamente sicuri e disponibili. La presenza della strega come una delle sue parti intime, suggerisce che Agnese stia attraversando un momento molto difficile e correndo un grande pericolo.

Le mie scelte (un pesce gigante, la casa magica, un ragazzo bellissimo) nascono dall'intenzione di fornire delle alternative narrative: il pesce è un essere animato e, dopo la scelta iniziale dell'aquilone, avrebbe potuto dare alla narrazione seguente un agente capace di possedere intenzioni, emozioni e sentimenti; la casa è un elemento frequente nei disegni dei bambini e può suscitare molte proiezioni riguardanti se stessi e l'ambiente familiare; il ragazzo bellissimo, invece, compone una coppia narrativa capace di aggiungere altre informazioni ai personaggi femminili di Agnese e richiamare la coppia terapeutica. Agnese aggiunge a quest'ultimo personaggio la descrizione "col naso gigante", prendendo spunto dalla gestalt percettiva del disegno che, per adattarsi e sfruttare al meglio gli spazi geometrici, ha un naso molto grande. Questo espediente sarà riproposto dalla bambina disegnando l'ultimo personaggio della storia, *la brutta strega col naso gigante*, mostrando di poter eludere il bisogno di realizzare disegni realistici per godere di un gioco creato assieme all'altro nel contesto di una narrazione fantastica. Terminati i disegni, possiamo osservare come i personaggi della Puntastoria presentino somiglianze che richiamino gli uni agli altri (dal colore degli occhi al profilo del naso), preparando una narrazione che, presa nella sua interezza, racconta di Agnese amalgamandone aspetti e qualità.

La storia comincia raccontandoci del sintomo di Agnese, il comportamento aggressivo e ingestibile lamentato dai genitori negli ultimi mesi. La bambina veste all'inizio i panni della strega dai poteri magici che detesta chi passa davanti alla sua casa (proprio come stava facendo il fratellino che, al suo ingresso in prima elementare, stava destando la preoccupazione e l'attenzione dei genitori, e la sorellina di pochi mesi che accentrava su di sé tante premure), e per questo si arrabbia e vendica.

La condensazione di cui sono capaci il sogno e la fiaba mette Agnese, contemporaneamente, nel ruolo della strega e della ragazza bellissima trasformata in pesce. I due aspetti della bambina che la storia presenta in queste righe iniziali sono la rabbia e la paura per il bisogno di attenzione che sente forte, la sua bellezza e le risorse, e la fragilità e delicatezza per le quali, ora, non riesce a muovere strategie razionali, socialmente accettabili e competenti.

La trasformazione in pesce priva la ragazza della sua bellezza; ciò che le permetteva di essere riconosciuta e considerata dagli altri ora non sortisce alcun effetto. Se per sentire di esistere Agnese aveva bisogno di essere sempre "bellissima" (anche quando ciò significhi studiosa, gentile, educata, generosa, carina ecc.), ora doveva mostrarsi con il suo lato più bisogno e "brutto": non più ragazza bellissima ma pesce in uno stagno. Eppure, è proprio da questa difficoltà apparentemente senza uscita (come uno stagno) che la storia fa accadere ciò che nella realtà è un desiderio difficile da esprimere e condividere: Agnese/pesce verrà riconosciuta ugualmente, grazie ai suoi occhi, per quello che è, nella sua essenza più intima, e non per come si mostra, spesso al costo di grandi fatiche.

La saggezza popolare insegna che gli occhi sono lo specchio dell'anima; essere riconosciuti quando soltanto questi restano del nostro aspetto consueto e familiare vale riconoscere non le fattezze di un viso ma la natura stessa di un'anima. Non è il loro colore, ancora, che desta nell'osservatore la sensazione intima della familiarità, bensì lo sguardo, la loro proiezione verso l'altro, l'intenzione che soggiace al cercare contatto e condivisione.

Gli occhi sono il simbolo che tiene insieme le differenti declinazioni dell'animo di Agnese: il suo sintomo, la sofferenza, e le risorse che serviranno a superare questo momento di difficoltà.

Essere riconosciuti serve ad essere accolti e aiutati, ed è riconoscendola che il ragazzo bellissimo sa che al pesce/Agnese piace il formaggio, e per aiutarla gliene dona un pezzo.

I due ragazzi erano vicini di casa; provengono, quindi, da un'origine affettiva comune, da quanto è conosciuto e sicuro. La storia lascia al lettore l'apertura sufficiente per fantasticare, come fosse una fiaba, che il ragazzo amasse già la fanciulla/pesce, che la avesse già notata e, forse, aspettasse un'occasione per avvicinarla. Il gesto di aiuto che unisce le loro sorti è un gesto mosso dall'affetto e dall'amore che rende la ragazza libera dal brutto incantesimo. Finalmente tornata nelle sue fattezze, dopo aver attraversato le trasformazioni della strega e del pesce, i due ragazzi tornano a casa facendo volare il loro aquilone.

Per poter giungere nel regno leggero e libero dell'aria, la ragazza/aquilone ha dovuto subire la rabbia della perfida strega e attraversare il mondo infero dello stagno e del regno animale.

La Puntastoria raccoglie tante proiezioni di Agnese e presenta alla coppia terapeutica difficoltà, risorse e una strada possibile da intraprendere. Probabilmente, le due identificazioni principali della bambina sono la ragazza bellissima e la brutta strega, ma anche queste due figure, antitetiche nei nomi (l'una è bella mentre l'altra è brutta, la prima è una ragazza e la seconda una strega), presentano un carattere complesso che tende all'unità: descrivono un aspetto di Agnese ma contengono anche il suo opposto. Così, il disegno della ragazza bellissima ha uno sguardo aggressivo e fa la linguaccia come se ci tirasse un dispetto, mentre la strega sorride e ha un'espressione dolce e accogliente.

Questo breve racconto (che Agnese mi chiederà di rileggere alla madre al termine dell'incontro) aveva presentato la bambina nello spazio della terapia con tutte le sue caratteristiche, intera come era impossibile essere a scuola o a casa, e ci suggeriva che era necessario mettere una parte della bambina nella strega della fiaba, perché solo in questo modo avremmo avuto l'opportunità di conoscerla e riconoscerla.

Due mesi dopo io e Agnese abbiamo realizzato una Puntastoria assieme alla mamma.

Nel corso di una consultazione terapeutica dedico degli incontri a delle sessioni di gioco condiviso, dove è possibile osservare la famiglia mentre interagisce in una situazione ludica che coinvolge ciascuno in dinamiche conosciute e naturali. È in uno di questi momenti che chiedo ad Agnese e alla madre di creare assieme un DNC.

"La fine del cacciatore" (Agnese, 8 anni, figura 12): una casa (M), una casa di campagna (A), un aquilone (A), un cacciatore (T), un pezzo di formaggio (A), un campo di calcio (M), il profilo (A), un aquilone (A). (Le immagini di Agnese sono siglate con la lettera A, le immagini della madre con la lettera M, le immagini del terapeuta con la lettera T).

C'era una volta un cacciatore che andava a caccia di aquiloni, ma ne trovò solo due che si erano persi nella foresta. Poi, visto che era affamato si mangiò una fetta di formaggio magico. Poi la sua amica lo andò a trovare a casa sua ma non lo trovò. Allora va al campo da calcio per vedere se c'era una partita, ma non c'era nessuna partita e allora se ne tornò a casa e, visto che era sera, se ne andò a dormire.

Il cacciatore, visto che aveva mangiato il formaggio magico, si rimpicciolì. La mattina dopo, il cacciatore ancora era piccola e la sua amica che ancora era grande andò in mezzo alla foresta dove era il cacciatore piccolo e lo spiaccicò! Però il cacciatore fece un urlo grande e la sua amica lo sentì e così si ritrovarono.

La prima a disegnare è la madre di Agnese (che conosceva il gioco della Puntastoria per i racconti che ne aveva fatti Agnese e per avere ascoltato da me *La ragazza trasformata in pesce*) che raffigurerà una casetta con porta e finestra simile a quella che avrebbe potuto disegnare un bambino dell'età della figlia. L'atmosfera dell'incontro è piacevole e tutti e tre ci divertiamo e collaboriamo.

Agnese segue la madre e disegna un'altra casa, orientata in maniera opposta alla precedente, dalle pareti trasparenti che mostrano al suo interno un ambiente accogliente e curato, con un tavolino con un vaso di fiori freschi e un lampadario per dare luce; aggiunge poi due finestre di un azzurro intenso, tanto da renderle opache, e "dimentica" di disegnare una porta. Questa casa è trasparente e inaccessibile allo stesso tempo: è possibile guardarvi dentro e trovare un ambiente vivo e luminoso, con i colori e i profumi dei fiori, ma non si può entrare, né si può guardare attraverso le finestre.

Agnese occupa anche il turno successivo e disegna, di getto, un aquilone usando il tetto della casa che ha appena completata e aggiungendovi il filo per stringerlo alla mano.

Nonostante la bambina appaia a suo agio e guidi il gioco insegnando alla madre cosa fare, cerca rassicurazioni scegliendo immagini a lei familiari (una casa era già stata disegnata dalla madre, e, come l'aquilone, compariva già nella Puntastoria precedente), che le consentono di continuare il gioco su una strada conosciuta. Seguendo quello che ritengo un bisogno di continuità di Agnese (che al turno seguente proporrà il pezzo di formaggio, un'altra immagine presente nella passata Puntastoria), inserisco il profilo di un uomo e, riferendomi ad uno dei personaggi tipici delle fiabe, lo definisco "un cacciatore".

La sequenza delle immagini prosegue con la madre che disegna un campo da calcio (lo sport praticato dal fratellino di Agnese), e si conclude con le ultime due scelte della bambina: un *profilo* e un *aquilone*.

Gli ultimi due disegni appaiono significativi e permettono alla nostra piccola paziente di cominciare a prendere spazio e figura personali nel racconto che avrebbe inventato: il profilo che disegna come porta della sua casetta è, infatti, il suo, è possibile riconoscerlo dai capelli biondi e, ancora una volta, dalle due macchie verdi che raffigurano gli occhi; l'aquilone, come sappiamo dalla Puntastoria precedente, è una figura positiva per Agnese e sembra poter rappresentare l'immagine intera e ideale della sua personalità.

Madre e figlia giocano insieme con piacere e complicità. La bambina spiega le regole della Puntastoria e la madre ascolta con interesse e disponibilità. L'atmosfera è rilassata e piacevole, le due si scambiano posto per essere più comode nel colorare, girano il foglio l'una verso l'altra, si passano colori e matite, cercano di coinvolgermi con commenti e domande che allargano il campo della relazione a tutti i partecipanti.

Il primo protagonista della storia è il cacciatore di aquiloni. Agnese sceglie una mia immagine per descrivere il movimento di ricerca e di aiuto da cui parte il racconto (e lo stesso viaggio terapeutico).

Tutti noi sappiamo che la consultazione si sta avviando al termine e che io e Agnese avremmo avuto ancora pochi incontri durante i quali ci saremmo occupati della chiusura della nostra esperienza e ci saremmo salutati. Agnese, che è molto legata a me e allo spazio della terapia, sembra cominciare a metabolizzare questo distacco e riassume con una mia immagine e con le frasi iniziali il ruolo di aiutante che ho ricoperto per lei: cercare degli aquiloni "che si erano persi nella foresta". Ma il cacciatore, mi piace pensare, è anche una delle parti di Agnese, la sua capacità di muovere risorse e energie, che sa chiedere aiuto e può aiutare gli altri e se stessa. Ogni personaggio, ogni oggetto o simbolo di una Puntastoria può essere letto con una chiave intrapsichica, che fa riferimento al mondo interno del bambino, e in un'ottica relazionale che coinvolge i genitori, la famiglia allargata, il terapeuta e tutti gli altri significativi.

Lo sviluppo della Puntastoria si concentra sull'incontro cercato tra il cacciatore e la sua amica, e sul processo di integrazione e identificazione di Agnese con queste due polarità (maschile e femminile, chi dà aiuto e chi lo riceve). Se nella Puntastoria passata era la ragazza/Agnese a mangiare il formaggio magico, ora è il cacciatore a sfamarsi con lo stesso cibo; c'è sempre qualcosa che tiene uniti i personaggi di Agnese e che ci ricorda come debba essere lei il nodo di tutte le immagini e dei contenuti che sottendono.

Agnese sta recuperando ogni sua parte per realizzare un'immagine di sé corrispondente al proprio mondo interno, per presentarsi ai genitori (e agli altri) senza dover costruire una figura idealizzata e, a ragion di questo, falsa, che non le avrebbe consentito di essere riconosciuta e vista per quello che è.

Nel finale della storia, Agnese racconta, nel breve spazio di alcune parole, delle dimensioni del cacciatore (rimpicciolitosi per aver mangiato il formaggio magico) e dell'amica, e commette un errore dettandomi l'aggettivo del primo al femminile: "Il cacciatore era ancora *piccola* e la sua amica che ancora era grande". È, forse, un esempio di quanto i confini tra i personaggi e lei stessa fossero sottili e inquieti, di come Agnese raccontasse sempre se stessa restando impegnata nel suo percorso terapeutico e di individuazione.

Il finale ci fa comprendere la paura di Agnese di non riuscire ad incontrare l'altro, e quanto questo pericolo fosse reale e incombente: il cacciatore è quasi schiacciato dalla sua amica. Il passato remoto usato da Agnese, "lo spiaccicò", rende reale e passata l'azione presentando contemporaneamente la fine più tragica e il finale più lieto: potenza dell'immaginazione, delle possibilità di anima, del linguaggio del sogno, della fiaba e dei bambini. Il titolo della Puntastoria è "La fine del cacciatore", anche se sappiamo che l'amica sentì il suo grido e che i due si ritrovarono e tornarono insieme a casa: "il cacciatore piccolo fece un urlo grande", proprio come Agnese che, per farsi vedere, aveva dovuto gridare forte attraverso un sintomo e comportamenti inquietanti per i genitori e, grazie a questi e al lavoro svolto tutti insieme, aveva potuto, infine, essere riconosciuta nuovamente e ristabilire una comunicazione nutriente nella sua famiglia.

La fine del cacciatore è, simbolicamente, anche l'inizio del commiato tra me e Agnese, che avrei incontrata ancora per due mesi: una *fine* che presupponeva una continuazione e un nuovo inizio per lei e la sua famiglia.

I comportamenti di Agnese che avevano fatto preoccupare i genitori si erano attenuati in poche settimane, man mano che le loro attenzioni venivano riequilibrate e ridistribuite tra lei e i due fratellini, e la bambina riusciva a comunicare con maggiore serenità i suoi bisogni affettivi.

A quattro anni dalla fine della consultazione terapeutica, la madre di Agnese telefona per raccontarmi dell'ingresso alle scuole medie e dei successi che la bambina sta ottenendo nelle gare di pattinaggio. La loro famiglia, racconta, è serena e Agnese è diventata una ragazza con tanti sogni e interessi.

2 Valerio: *Amici felici e contenti* e *Il pappagallo scappato*

I genitori accompagnano Valerio da me perché il suo comportamento è peggiorato da quando, tre mesi prima, ha cominciato la scuola elementare. Al mattino, quando è il momento di prepararsi per andare a scuola, Valerio comincia a tremare, a piangere, a lamentarsi e a supplicare la mamma di poter restare a casa. Di notte si sveglia in preda agli incubi e recentemente ha fatto la pipì a letto in due occasioni, cosa che non accadeva dall'età di quattro anni. Ogni sera, nelle ultime due settimane, chiede di poter dormire assieme ai genitori. Secondo la maestra è troppo emotivo, in classe non gioca e non scherza con i compagni ed è spesso disattento e distante. Soltanto se lo avvicina individualmente, parlandogli con dolcezza e cercando di tranquillizzarlo, Valerio risponde e sembra tornare più sereno.

I genitori raccontano che Valerio ha molta paura della maestra, che secondo lui grida troppo ed è severa. Inoltre, in classe ci sono dei bambini che sembrano essere prepotenti con gli altri, che fanno dispetti e prendono in giro i compagni; già altri genitori hanno informato la maestra delle lamentele dei propri figli e chiesto che si prendano provvedimenti e ci si accerti di quanto accada.

Nonostante i sintomi di Valerio fossero così forti e spaventanti per i genitori, comparsi e cresciuti in intensità in poche settimane tanto da renderlo "irriconoscibile", come confida la madre nel primo colloquio genitoriale, la consultazione terapeutica durerà soltanto sei mesi, sino al termine della prima elementare, con alcuni incontri di controllo all'inizio del nuovo anno scolastico.

Al secondo incontro della consultazione ho conosciuto Valerio. Si presentò nella stanza dei giochi sereno e sorridente, desideroso di conoscermi e di esplorare i giochi e gli spazi a disposizione. La mia aspettativa di un bambino impaurito e insicuro che, immaginavo, avrebbe trovato grosse difficoltà a separarsi dai genitori e a restare solo con me, fu subito disattesa.

Valerio è un bambino minuto, più piccolo fisicamente rispetto alla sua età, ha un viso pallido e tranquillo ed occhi curiosi e vivaci. La cosa che più gli piace fare quando è a scuola, durante la ricreazione, è disegnare e colorare; è molto bravo, mi dice, sorridendo un po' imbarazzato.

Gli propongo, quindi, di disegnare e raccontare insieme e creiamo la nostra prima Puntastoria.

"Amici felici e contenti" (Valerio, 7 anni e 2 mesi, figura 27): una tazza, *una vela*, una barca, *il dente di uno squalo*, una femmina di pesciolino, *una trottolina*, una scuola (le immagini di Valerio sono in corsivo)

C'era una volta. Tanto tanto tempo fa, una teiera che un giorno andò a trovare l'amico vela. Loro due, poi, andarono a cercare l'amico trottola. E viene un bullo che era il signor teiera due. Lui vuole tutte le caramelle che avevano, ma loro gli hanno detto di no!! E il bullo, alla fine, li picchiò. Arriva l'amico Dentino Appuntito che li proteggeva, e arrivò anche un altro amico, il pesciolino rosso. Tutti quanti vanno a cercare il bullo, lo picchiano e si riprendono le caramelle. Alla fine, arrivarono anche altri due amici, Scuola e Barca. E tutti quanti insieme proteggevano le persone più deboli.

La prima scelta è mia, come sempre quando un bambino non conosce il DNC, ed è dettata dall'immaginazione del momento: ciò che compare sul foglio è una tazza da thè decorata con un fiore. Valerio, giunto il suo turno, scruta velocemente il foglio e, girandolo dalla sua parte (siamo seduti ai lati opposti di una grande scrivania), calca, da un triangolo, la sagoma di una vela. A questo punto, colgo l'occasione per cominciare a dialogare anche attraverso i disegni e raffiguro, sotto la sua vela, una barca, aggiungendo l'albero che le unisce e delle corde affinché la vela resti tesa e spiegata, pronta a ricevere il vento.

Nella Puntastoria era comparso un primo oggetto frutto dell'immaginazione e delle parti di entrambi; seguendo questo spirito, Valerio unisce la tazza da thè con la barca a vela attraverso una fascia di colore verde. La coppia terapeutica si crea subito e con facilità; nello spazio del foglio i nostri inconsci si trovano e cominciano a chiamarsi. Di seguito, Valerio disegna, sotto lo scafo, *il dente di uno squalo*. Lo spazio sommerso al di sotto della barca è il mare ideale in cui immaginare un pescecane e, nell'atmosfera tranquilla e giocosa dell'incontro, cominciano ad affacciarsi contenuti legati al pericolo, alla rabbia e all'aggressività, alla paura, al terrore e al dolore.

Per calibrare l'immagine di Valerio e riportarlo verso una zona centrale rispetto ai contenuti rappresentati fin qui, più neutra e, per questo, capace di sviluppare il racconto scegliendo tra più direzioni possibili, disegno un pesce sorridente e pacifico, *una femmina di pesciolino*, cui lasciavo il compito di richiamare il femminile e le figure della maestra (tanto temuta ma della quale Valerio desiderava l'approvazione e la fiducia) e della madre (la principale fonte di cure e rassicurazioni quando era in difficoltà o in preda della paura).

Le due immagini che completano la serie della Puntastoria sono una trottola, disegnata da Valerio, e una scuola, che inserisco al centro del foglio, nello spazio vuoto delimitato dai disegni precedenti, per dare a Valerio la possibilità di raccontare implicitamente della sua quotidianità e di ciò che lo angoscia e impaurisce durante le ore delle lezioni.

La storia comincia con degli amici che subiscono la prepotenza di un bullo, il signor teiera due. La descrizione di un gruppo di amici mi riporta all'esperienza di Valerio che si trova, da pochi mesi, in prima elementare, con tanti nuovi compagni da conoscere e gruppetti amicali in cui inserirsi. Il bullo ricorda le lamentele dei genitori per le prepotenze che alcuni bambini sembrano propinare agli altri e, da quanto possiamo leggere nella Puntastoria, lo stesso Valerio deve esserne vittima o, almeno, accusare la tensione che si è creata nel gruppo classe.

Valerio riesce a difendersi e ad esorcizzare paure e disagio per la situazione spiacevole vissuta in classe scegliendo il personaggio che farà le veci del bullo al di fuori degli oggetti presenti sul foglio. Tutti i personaggi che compaiono fisicamente tra i disegni, infatti (la tazza, la vela, la barca, il dente di uno squalo, il pesciolino femmina, la trottolina e persino la scuola), sono amici tra loro, non promettono alcuna minaccia o pericolo, ma proteggono i più deboli restituendo loro ciò che era stato tolto con la forza. Anche "il dente di uno squalo", che nel disegno è gigantesco e ha un aspetto minaccioso (un'immagine di Valerio che aveva fatto trasparire per prima il suo disagio emotivo e allertato la coppia terapeutica sul pericolo che il bambino stava attraversando), diventerà nel racconto "dentino appuntito", vestendo il ruolo di protettore e di amico che picchierà il bullo e rimedierà alla sua prepotenza.

Il bullo sarà "teiera due", ma una seconda teiera/tazza da thè non è presente sul foglio. Valerio rimuove e tiene a distanza un oggetto interno per lui persecutorio e cattivo, che spaventa, nuoce e fa male, dapprima immaginandolo nelle vesti di un mio disegno (la tazza da thè è una mia immagine, e, quindi, non gli appartiene direttamente), quindi facendone un doppio cattivo, un oggetto ombra, presente nel racconto ma non nei disegni. Il titolo che darà alla Puntastoria, ormai disegnata, inventata e raccontata, sarà "Amici felici e contenti", realizzando il desiderio di superare il momento difficile dei primi mesi di scuola, dopo aver affrontato e vinto le paure per il nuovo contesto sociale, con le sue pressioni, compiti e altri bambini di cui guadagnare l'amicizia o da cui difendersi.

La consultazione terapeutica con Valerio e i genitori è continuata sino al termine dell'anno scolastico, coprendo un periodo di circa sei mesi, con sedute di gioco individuali a cadenza settimanale e incontri mensili genitoriali o familiari. Valerio ha continuato la scuola con maggiore serenità, forte dell'interesse e delle risorse mosse dai genitori e per aver trovato (nella terapia, a casa, e a scuola con la maestra e i compagni) degli spazi capaci di accogliere le sue difficoltà e di aiutarlo ad acquisire maggiore sicurezza e fiducia in se stesso. I sintomi così violenti si sono attenuati in poche settimane e, già dall'inizio della primavera, Valerio dorme nel suo letto, non ha più avuto episodi di enuresi o incubi, e ha frequentato le lezioni senza troppe assenze e senza provare angoscia e malessere al momento di uscire di casa.

Nelle settimane a ridosso della fine della consultazione terapeutica, Valerio ha vissuto altri importanti cambiamenti: il suo primo trasloco in una nuova casa, la prima vacanza all'estero, e la prima recita scolastica alle scuole elementari, che tanto lo aveva messo in agitazione nei mesi precedenti, quando aveva imparato la sua parte e si era preparato ad affrontare il pubblico di genitori e parenti (anche in terapia, avevamo dedicato un intero incontro familiare per aiutarlo a vivere con serenità questo momento per lui tanto importante e carico di ansie). Questi passaggi avevano trovato Valerio e i genitori pronti al cambiamento e sufficientemente sereni per godere delle possibilità e dell'entusiasmo portati dalle novità e dalla crescita, consapevoli che è possibile cambiare pur restando se stessi, che si possono abbandonare la forma e l'equilibrio raggiunti precedentemente per adattarsi al nuovo senza il pericolo di "svanire", senza perdere sicurezze e affetti.

In uno degli ultimi incontri, pochi giorni dopo il rientro dalla vacanza su un'isola tropicale e nel vivo del trasloco nella nuova casa, io e Valerio realizziamo una Puntastoria assieme alla madre.

"Il pappagallo scappato" (Valerio, 7 anni e 7 mesi, figura 28): un delfino (T), un boomerang (V), aquilone (M), una casa (T), una barca (V), una montagna innevata (M), un albero di mele (T), un albero (V), un pappagallo (M e V, il disegno è della madre, ma è Valerio a dire cosa rappresenti), "mia mamma, che è così brutta" (T e V, il disegno è mio, ma è Valerio a dire chi rappresenti). (Le immagini di Valerio sono siglate con la lettera V, le immagini della madre con la lettera M, le immagini del terapeuta con la lettera T).

C'era una volta, in un bel giardino con tanti alberi da frutto, una spiaggia grandissima, che era di questo bambino, con dentro un delfino. Il bambino lo vedeva tutte le mattine che saltava davanti alla spiaggia e aveva una casa bellissima che sembrava la casa del re.

Dentro questa casa c'era un pappagallo tutto verde e col becco giallo. Il bambino, che voleva molto bene agli animali, decise di prendere il pappagallo; lo mette sul boomerang e lo lancia a vedere il mondo. Incontrò una montagna e si schiantò sulla montagna. Ma, meno male, ha avuto un atterraggio morbido perché è caduto nell'acqua. Ha visto un aquilone, ci salì sopra, e l'aquilone, con il vento, lo portò a casa sua, di nuovo indietro. E la mamma si arrabbiò perché il suo bambino aveva messo il pappagallo sul boomerang e lo mise in punizione. E la mamma prese la barca e il bambino e andarono a prendere il pappagallo.

Le immagini scelte rispecchiano il momento sereno e di rinnovamento che Valerio e i genitori stanno vivendo. Attraverso le mie immagini ho cercato di richiamare gli avvenimenti che Valerio e la madre hanno raccontato all'inizio dell'incontro, come la recente vacanza e il trasloco. Ecco, allora, un delfino (prima immagine della Puntastoria, che mi permette di spiegare alla madre le regole del gioco), che Valerio ha visto dal vivo durante una gita in barca pochi giorni prima, e una casa che richiama il loro trasloco, ma anche la famiglia e l'immagine del proprio Sé.

Per facilitare identificazioni e proiezioni più intime e profonde di Valerio, che avrebbe poi inventato la storia, inserisco un albero di mele come simbolo aperto e complesso: l'albero/Valerio affonda il tronco nella casa che, simbolicamente, ne rappresenta le radici; ha una chioma verde, folta e raccolta, carica di frutti, per rappresentare l'unità affettiva ritrovata dalla sua famiglia (la chioma) e la proiezione verso il futuro e la vitalità (i frutti); possiede un tronco grande e solido e ha un'apertura verso l'interno che potrebbe fungere da riparo, nascondiglio, o far riferimento a segreti, pericoli nascosti e paure.

La mia ultima immagine (che chiude la serie della Puntastoria) è il profilo di una donna col quale intendevo richiamare la figura della madre, della maestra e del femminile, così importanti per Valerio. Sarà proprio lui, con fare scherzoso e complice, a dare un nome al disegno: "È mia mamma, che è così brutta!". In questo modo,

Valerio riporta nella Puntastoria la sua esperienza: se la donna del disegno è la sua mamma, allora il figlio sarà lui stesso.

Le immagini della madre sono frutto della loro somiglianza con gli spazi geometrici della Puntastoria (l'aquilone e la montagna), o richiamano la vacanza appena trascorsa (il pappagallo che Valerio e la mamma creano insieme) e quelle che potrebbero realizzarsi nel prossimo futuro, quando i genitori vorrebbero portare Valerio a sciare per la prima volta nella sua vita (la montagna innevata). Anche Valerio sembra scegliere le proprie immagini pensando alla vacanza trascorsa, e disegna, così, un boomerang col quale aveva imparato a giocare sulla spiaggia, e una barca, come quella usata per le escursioni al largo dell'isola dove avevano soggiornato (e che conoscevamo entrambi come un "nostro" oggetto dalla Puntastoria precedente). La sua ultima immagine è un albero disegnato subito dopo che io abbia completato il mio.

Valerio comincia il racconto rievocando l'atmosfera della vacanza (la spiaggia grandissima e il delfino) e l'entusiasmo per l'imminente trasloco nella nuova casa (bellissima come la dimora di un re). L'azione prende l'avvio quando il bambino protagonista, che vuol molto bene agli animali, decide di far volare il suo pappagallo in sella a un boomerang così che possa andare lontano e "vedere il mondo".

Il viaggio sul boomerang mi lascia immaginare che sia possibile vedere il mondo, far esperienze e crescere, diventare grandi, potendo comunque tornare a casa. Il ritorno è assicurato dalla natura stessa del volo del boomerang. Se il nostro piccolo paziente era angosciato dall'andare in prima elementare, "fuori casa" a vedere il mondo, ora, dopo aver vissuto l'intero anno scolastico e il viaggio terapeutico, sapeva che ci sarebbe sempre stato un luogo sicuro in cui tornare: la madre, i genitori, il loro amore, sarebbero rimasti intatti anche se lui si fosse allontanato, nonostante avesse visto la preoccupazione e lo spavento nei loro occhi e ne avesse avuto paura.

Il pappagallo, animale vivace e colorato, disegnato insieme dalla mamma e da Valerio, potrebbe rappresentare la sua parte vitale, aperta alla vita e al futuro che, solo pochi mesi prima, quando i sintomi erano così violenti e lui tanto impaurito, era dovuta "scappare" per mettersi in salvo (il titolo della Puntastoria "Il pappagallo scappato" ce lo ricorda). In quei giorni così sofferti per tutta la famiglia, soltanto il sintomo poteva comunicare quanto fosse importante ciò che Valerio stava attraversando.

Nel corso del racconto il pappagallo avrebbe affrontato pericoli e difficoltà restando incolume; anche schiantandosi su una montagna è possibile avere un atterraggio morbido cadendo nell'acqua anziché sulla dura roccia, proprio come Valerio aveva affrontato la nuova avventura a scuola e nella vita, e gli amici vela, teiera e trottola (nella prima Puntastoria) avevano sconfitto il bullo.

Il pappagallo/Valerio, dopo aver viaggiato e affrontato il pericolo, lasciato il boomerang, può finalmente tornare a casa volando su un aquilone (colorato e vivace come la livrea di un pappagallo). L'aquilone vola grazie al vento, deve fidarsi di sé e affidarsi alle correnti, non gode di una direzione stabilita ma si adatta, danza nel vento e assieme al vento; il volo del boomerang, invece, è frutto del lancio iniziale, della forza del braccio e della direzione che questo gli imprime. Il viaggio di ritorno lascia immaginare che Valerio abbia maggiore serenità, che riesca, infine, a vivere le sue esperienze senza il bisogno di controllare tutto quanto accade, confidando in sé e negli adulti che di lui si prendono cura.

L'ultima scena della Puntastoria riporta il lettore a casa del bambino. La madre si arrabbia e punisce Valerio perché è pericoloso volare su un boomerang. La pericolosità del boomerang potrebbe essere un segno della paura e della sofferenza dei genitori che Valerio aveva conosciuta quando i sintomi erano più violenti, e un richiamo alle raccomandazioni della madre quando lui, sulla spiaggia gremita, ci giocava, rischiando, però, di far male a se e agli altri (proprio come i suoi sintomi avevano fatto del male a lui e a loro). L'immagine del boomerang, dunque, sembra prendere parte dell'ombra del sintomo e della forza soverchiante che aveva mostrato.

Infine, la mamma prende con sé Valerio e i due partono per andare a riprendere il pappagallo che ormai ha visto il mondo. Il boomerang/aquilone diviene una barca, un mezzo su cui possono salpare assieme: si può andare ed essere insieme, finalmente.

Il viaggio del pappagallo/Valerio non era più una fuga dettata dalla paura, ma un viaggio per esplorare il mondo, per crescere e diventare grandi.

Per intraprenderlo Valerio aveva bisogno di riappropriarsi della sua parte "colorata e vivace", dell'apertura al futuro, della scuola e dei coetanei, ma il ruolo dei genitori non era finito. Il nostro piccolo paziente avrebbe avuto bisogno ancora per molto tempo di mamma e papà come modelli cui ispirarsi e grazie ai quali formarsi, alleati sentimentali nello sforzo di affrontare i contesti extrafamiliari, e per continuare il lungo viaggio ad esplorare il mondo, sapendo che casa resterà salda e sicura ad aspettarlo, come era accaduto al pappagallo della sua Puntastoria.

Il panico che lo assaliva al momento di andare a scuola appare ora più comprensibile: Valerio avrebbe conosciuto nuovi bambini cui piacere, nuove maestre, un compagno di classe prepotente, il clima generale teso e imprevedibile e, ancora, sentito la paura che in sua assenza potesse accadere qualcosa di spiacevole a casa, che potesse perdere la sicurezza affettiva vissuta sino ad allora. Probabilmente, sentire i genitori spaventati e impotenti di fronte al suo malessere aveva preoccupato ancor di più Valerio che aveva bisogno di sentire che mamma e papà gli davano il *permesso* di "allontanarsi", che allontanarsi non avrebbe costituito un pericolo né per sé né per loro.

Conclusioni

Il viaggio non finisce mai. Solo i viaggiatori finiscono. E anche loro possono prolungarsi in memoria, in ricordo, in narrazione. Quando il viaggiatore si è seduto sulla sabbia della spiaggia e ha detto: "Non c'è altro da vedere", sapeva che non era vero. Bisogna vedere quel che non si è visto, vedere di nuovo quel che si è già visto, vedere in primavera quel che si è visto in estate, vedere di giorno quel che si è visto di notte, con il sole dove la prima volta pioveva, vedere le messi verdi, il frutto maturo, la pietra che ha cambiato posto, l'ombra che non c'era. Bisogna ritornare sui passi già dati, per ripeterli, e per tracciarvi a fianco nuovi cammini. Bisogna ricominciare il viaggio. Sempre.

(José Saramago, *Viaggio in Portogallo*)

Ricominciare il viaggio, simbolicamente, vuol dire raccontarsi ancora, di nuovo; scegliere altri personaggi del racconto e farli diventare, di volta in volta, protagonisti; concedere loro la voce principale (che ha sempre un suono familiare alla nostra), e poi allontanare l'orecchio per ascoltarli tutti insieme, per godere della storia che ci appartiene e ci permette di diventare ciò che siamo, per ascoltare le infinite storie che da questa nascono.

Il viaggio della vita, come il viaggio terapeutico che ne è un piccolo esempio, va costantemente intrapreso per continuare a crescere e "diventare grandi" (come Achille, Piero, Agnese e Valerio); perché fino a quando il viaggio continua, si può continuare a sperare e a disperare. Le capacità poetica e poietica dell'anima, infatti, sono ravvisabili tanto nella facoltà di autocura e autoguarigione, quanto nella possibilità di creare autonomamente sintomi e malattie che sono parte del processo di rinascita che l'anima cerca costantemente per se stessa.

Il DNC – e una psicoterapia vista come processo realizzato assieme da pazienti e terapeuta – è un tentativo per ritrovare senso e significati al racconto personale, a ciò che ci è accaduto o ci hanno fatto, e a quanto sentiamo nel mondo interiore, nell'intimo, nell'intimità personale e in quella creata insieme.

Dare voce al racconto significa muovere risorse antiche che sono state irrigidite dalla sofferenza e dal sintomo, ritrovare una trama più ampia che includa parti differenti di noi e le relazioni importanti (come i genitori per un bambino, gli insegnanti, il gruppo dei pari, gli amici). Quando la coppia terapeutica è ingaggiata in un viaggio simile, tutti i suoi componenti sono egualmente terapeutici: la terapia diviene l'incontro di due o più terapeuti, perché ciascuno porterà risorse e si prenderà cura di quanto accade; il processo di cura e guarigione non potrà prescindere dall'apporto di genitori e bambini, del terapeuta e di tutte le relazioni reali e fantasmatiche che questi vivono, hanno vissute o vivranno.

La psicoterapia (e la psicoterapia con i bambini in particolare) ci ricorda che il racconto che un paziente sarà in grado di realizzare e condividere ha un'importanza fondamentale per il suo futuro e per il modo in cui vivrà se stesso e gli altri. Jerome Bruner, citando una frase del pittore Edouard Manet, ci avverte che "la natura è soltanto un'ipotesi" (Bruner, 1986, pagina 66): ciò che resta, dunque, non è una verità scritta nelle cose o nei fatti, ma il nostro modo di leggere, attribuire significati (formulare ipotesi) e raccontare quanto viviamo. Siamo costruttori di storie e la nostra *storia personale* è una trama che tessiamo assieme agli altri.

La coppia terapeutica (ma potremmo scrivere *il sistema terapeutico*) crea la terapia e prende forma in questo stesso atto creativo; c'è un'unità che sottende le differenze individuali di paziente e terapeuta, ed è questa unità (che abbiamo definita intimità della coppia o cotransfert) che garantisce un campo fertile al processo di cambiamento e guarigione.

Nella psicoterapia con i bambini, giocare, disegnare e raccontare sono atti immaginativi che hanno un potere trasformativo: giochi, storie e parole diventano semi. Così, Valerio, Agnese, Piero e Achille hanno ritrovato assieme ai genitori la possibilità di trasformare sintomi e paure in esperienze nutrienti, per diventare grandi, crescere e cambiare, come fa un seme che diviene pianta, albero, fiore e frutto.

Le storie che raccontiamo, con cui diamo significato alla vita, diventano la trama della nostra anima. Hanno il potere di farci ammalare e guarire: ci fanno sentire il dolore permettendo che diventi esperienza per continuare con equilibri nuovi. È con esse che facciamo e rifacciamo il mondo.

I disegni

Figura 1. *I punti iniziali tracciati da bambino e terapeuta.*

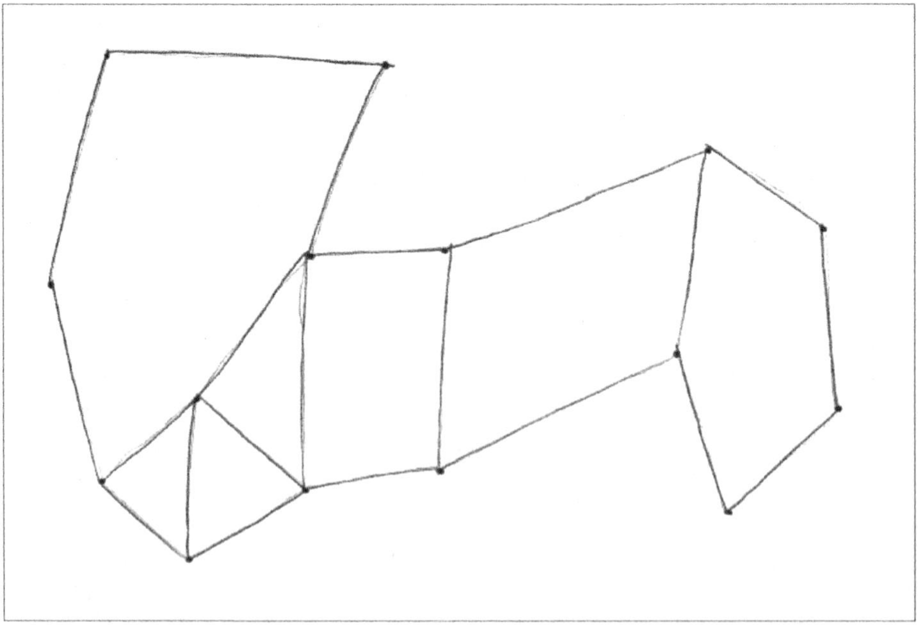

Figura 2. *I punti iniziali uniti da linee.*

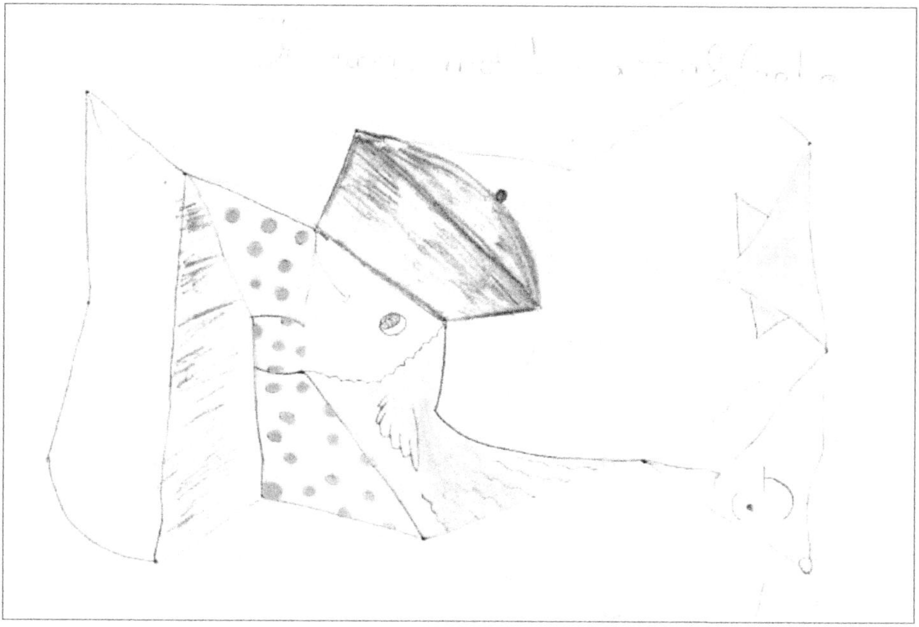

Figura 3. Achille, 10 anni e 1 mese, *Il riccio molto arrabbiato*.

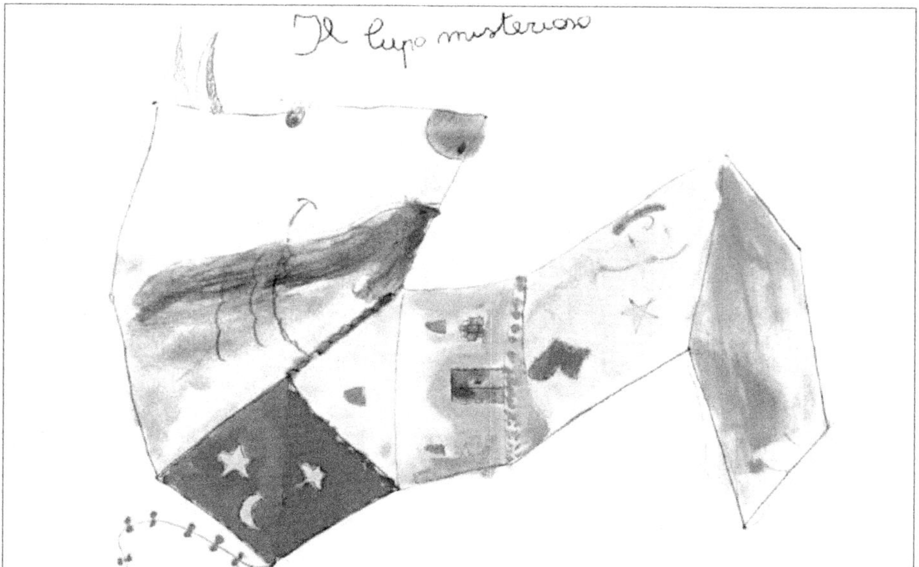

Figura 4. Achille, 10 anni e 4 mesi, *Il lupo misterioso*.

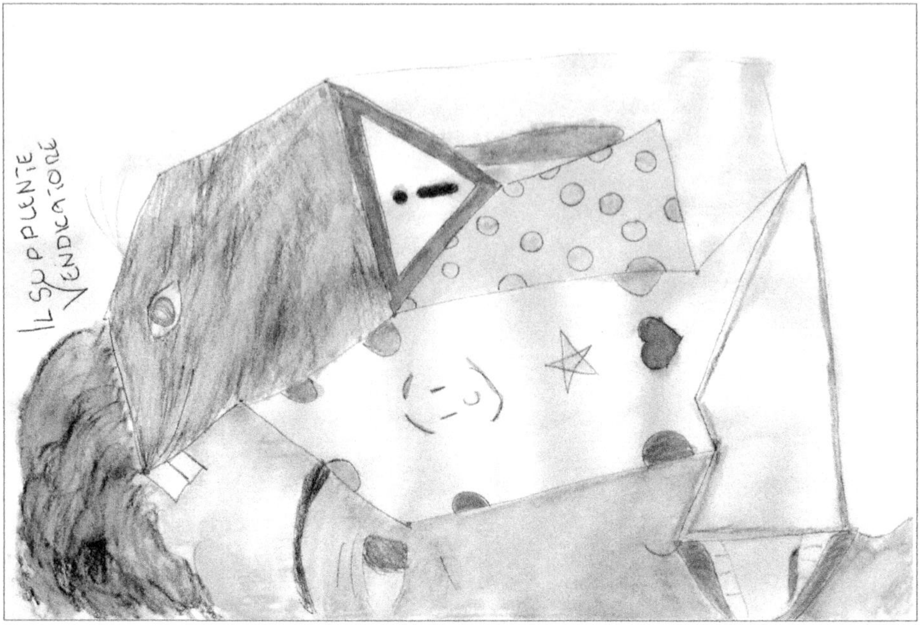

Figura 5. Achille, 10 anni e 11 mesi, *Il supplente vendicatore*.

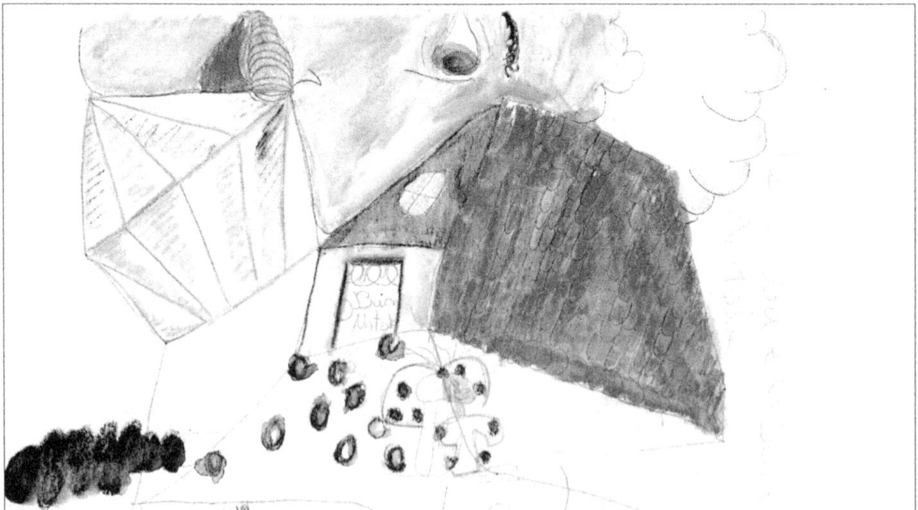

Figura 6. Achille, 11 anni e 2 mesi, *I due ladri e Babbo Natale*.

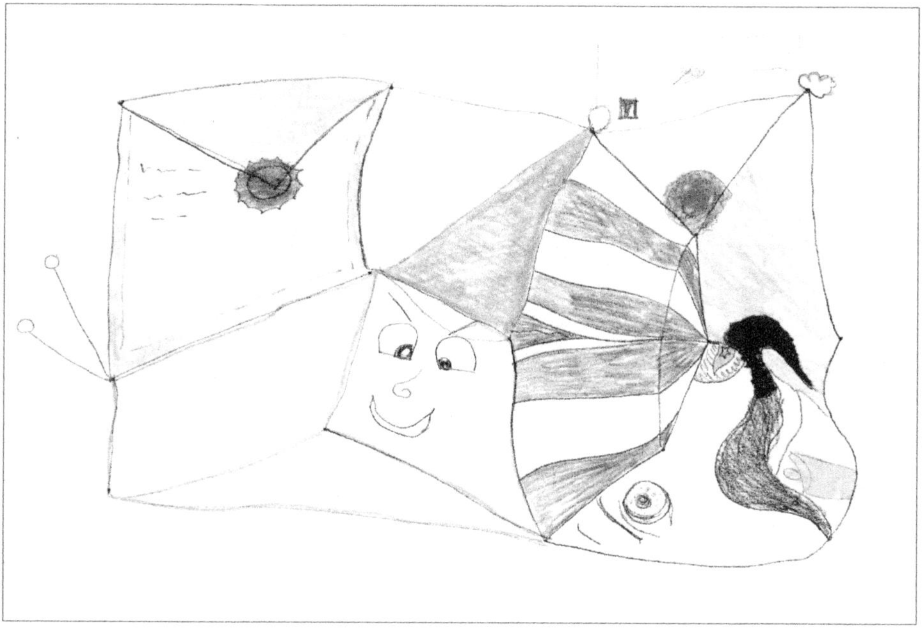

Figura 7. Achille, 11 anni e 8 mesi, *Il folletto e il suo circo.*

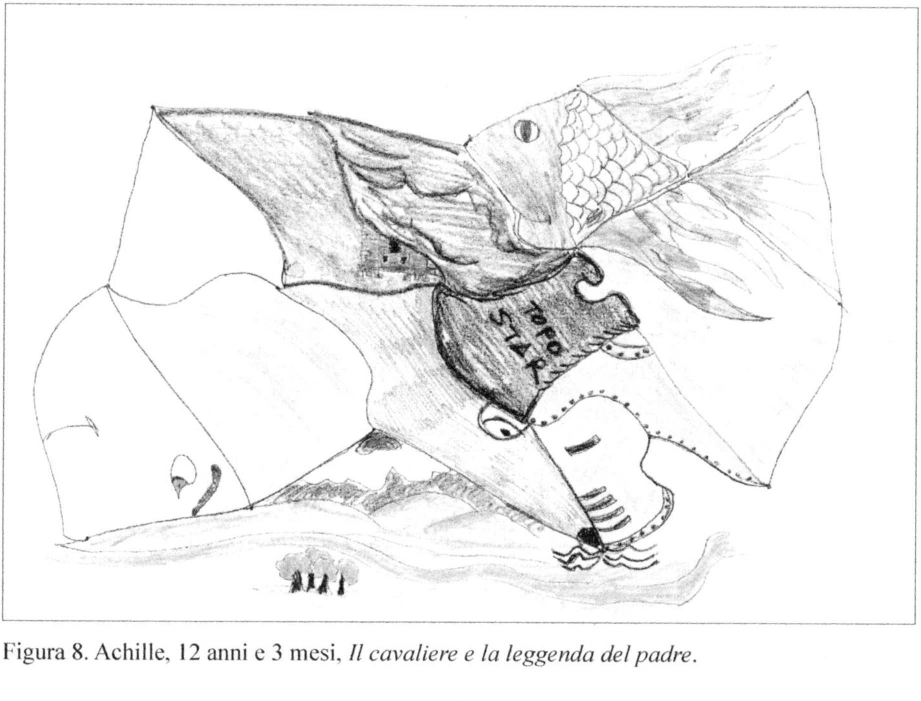

Figura 8. Achille, 12 anni e 3 mesi, *Il cavaliere e la leggenda del padre.*

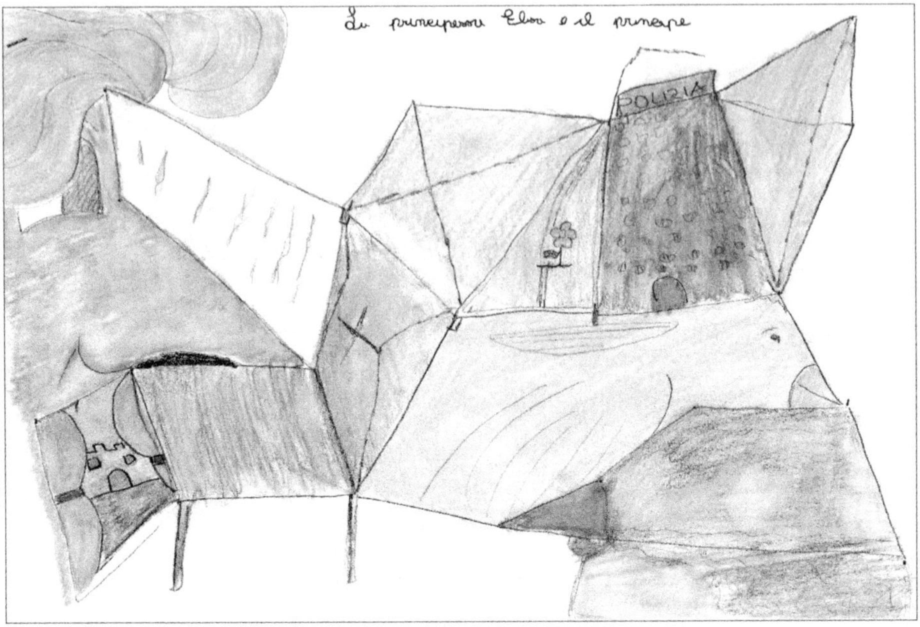

Figura 9. Adriano, 10 anni, *La principessa Elisa e il principe*.

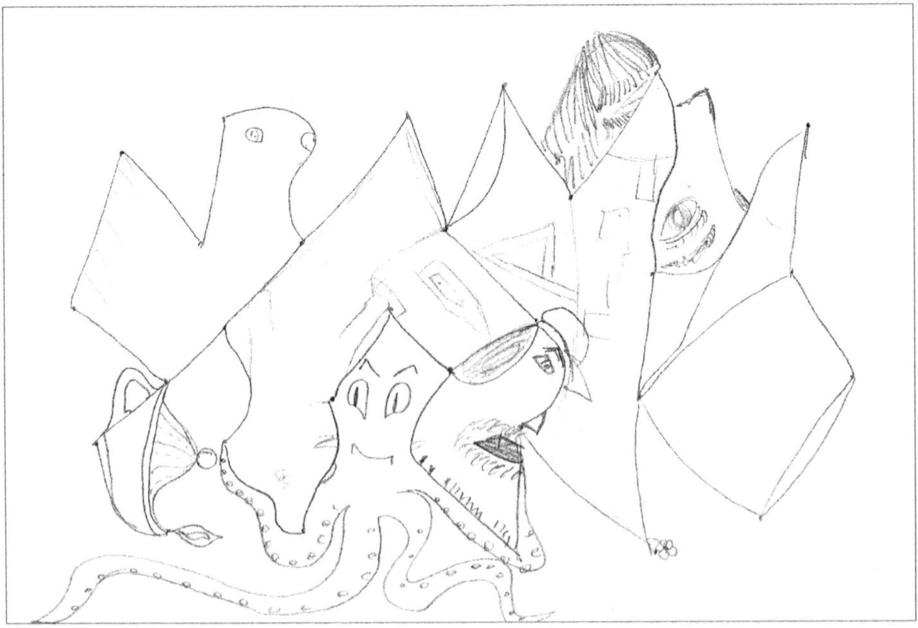

Figura 10. Angelo, 11 anni, *Il bambino fortunato*.

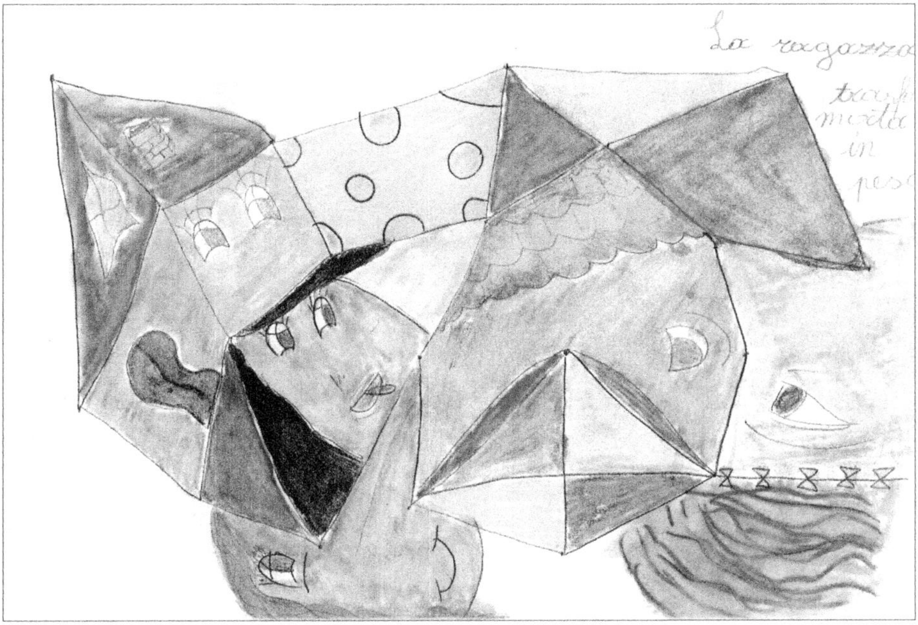

Figura 11. Agnese, 7 anni e 10 mesi, *La ragazza trasformata in pesce*.

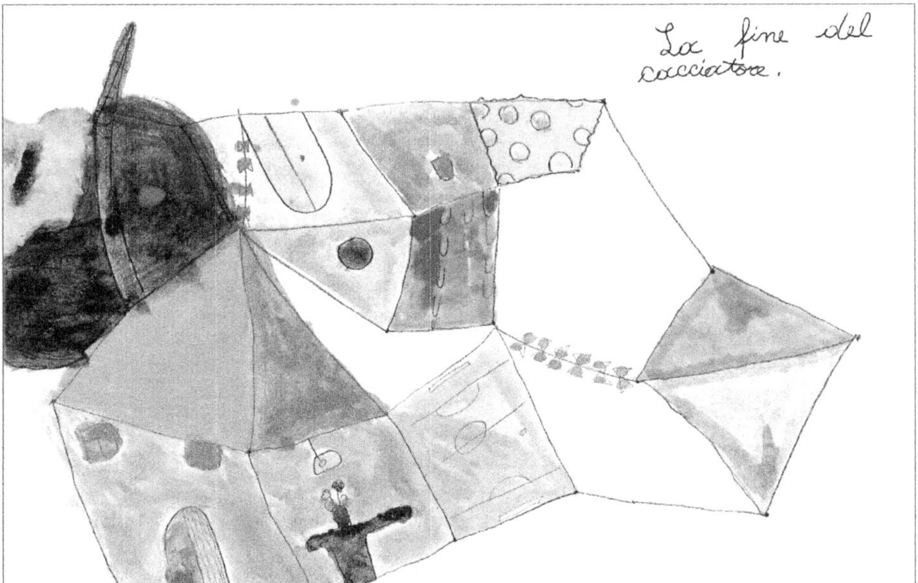

Figura 12. Agnese e la madre, *La fine del cacciatore*.

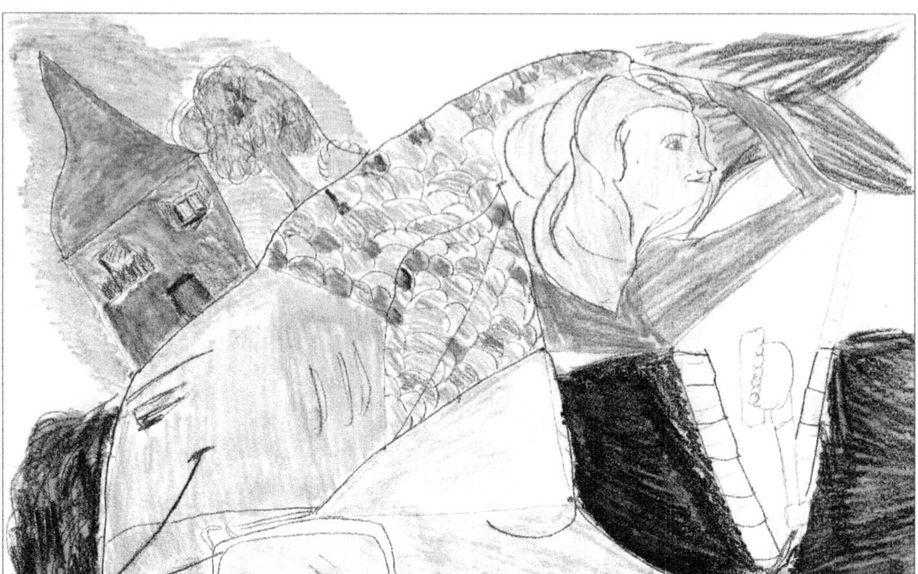

Figura 13. Alfredo, 12 anni, *Il signore cattivo e il pesce magico.*

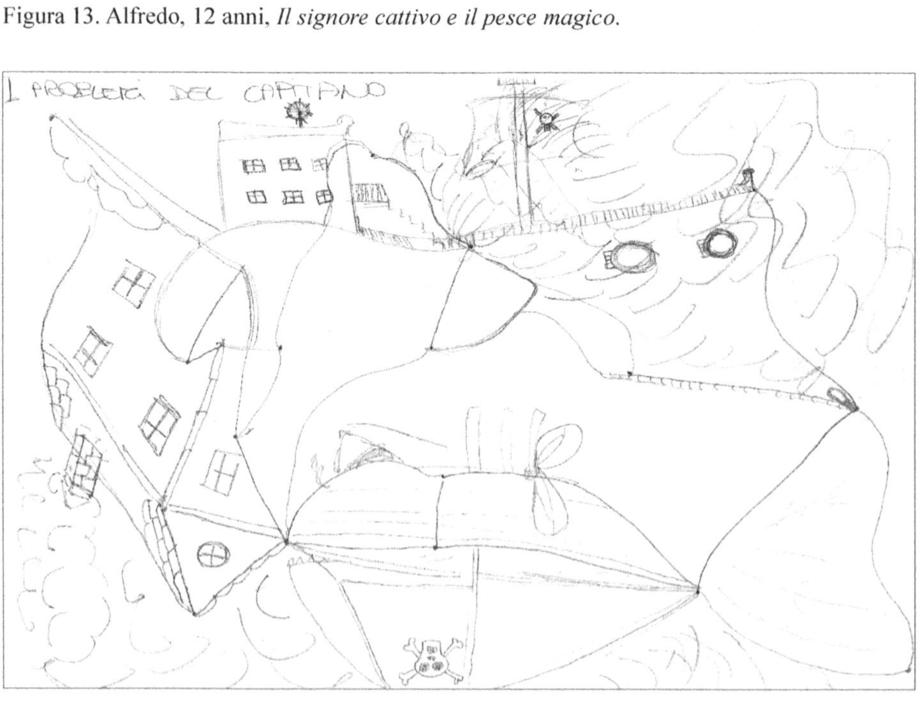

Figura 14. Alfredo, 12 anni, *I problemi del capitano.*

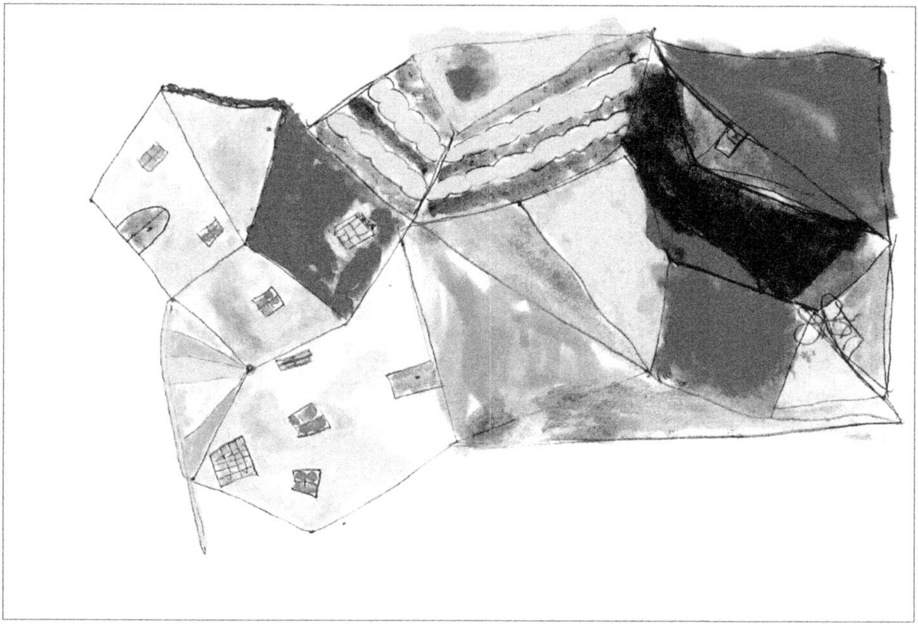

Figura 15. Daniele, 7 anni, *La torta di compleanno*.

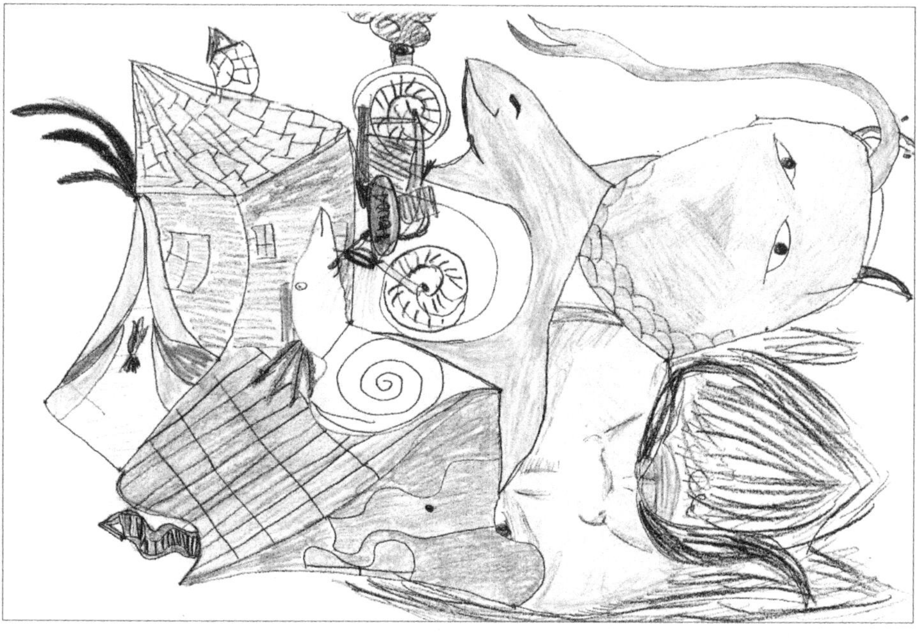

Figura 16. Daniele, 9 anni, *Il signore sperduto*.

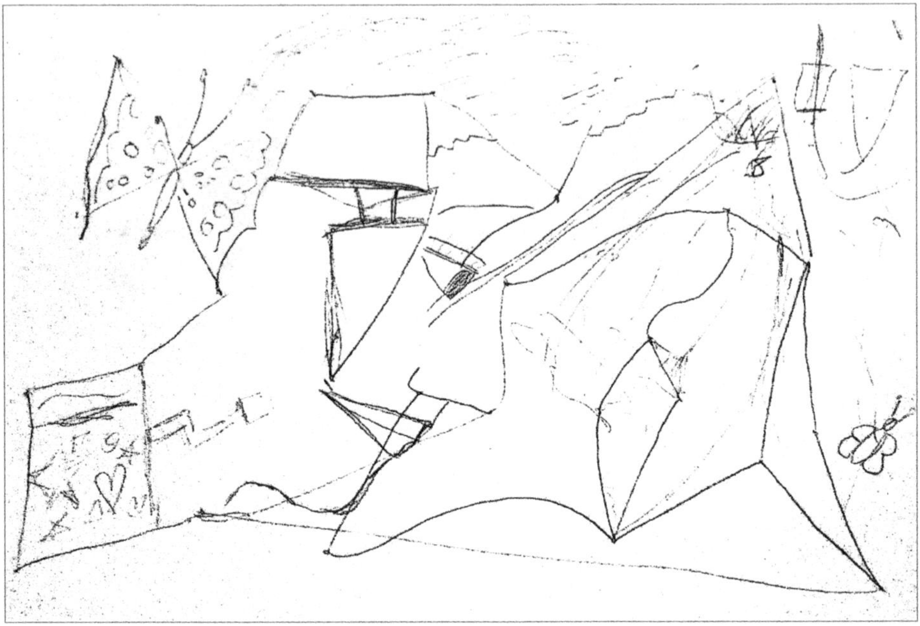

Figura 17. Lorenzo, 10 anni, *La farfalla in fiamme*.

Figura 18. Luigi, 14 anni, *La braciolata*.

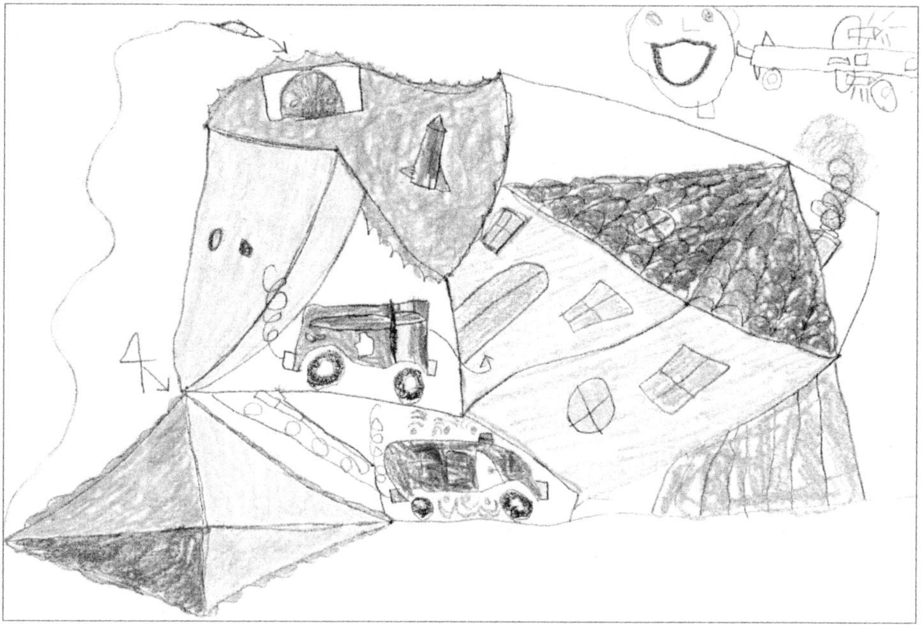

Figura 19. Marcello, 4 anni e 6 mesi, *Le case hanno la luce*.

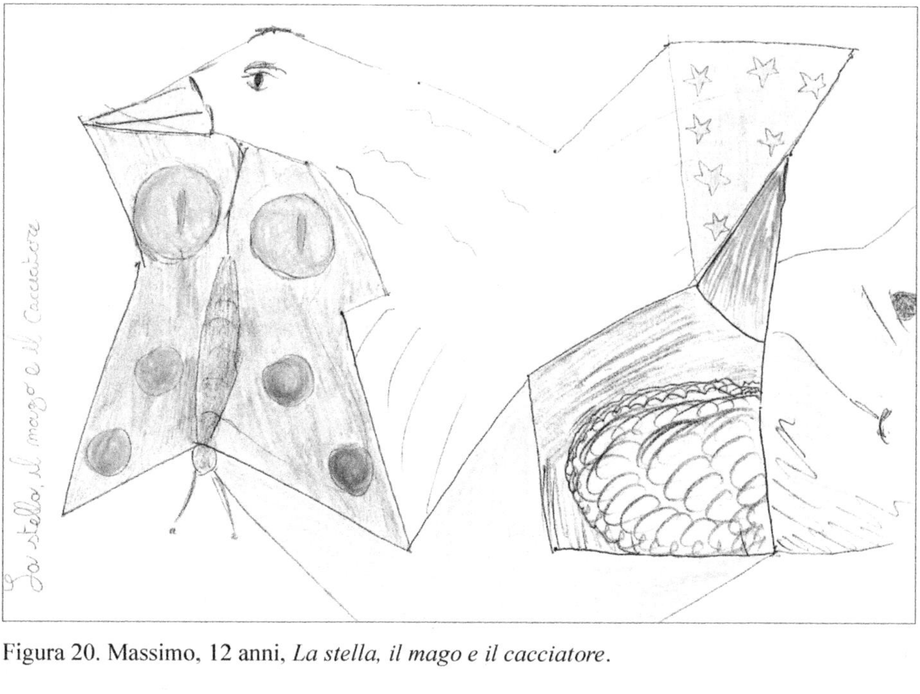

Figura 20. Massimo, 12 anni, *La stella, il mago e il cacciatore*.

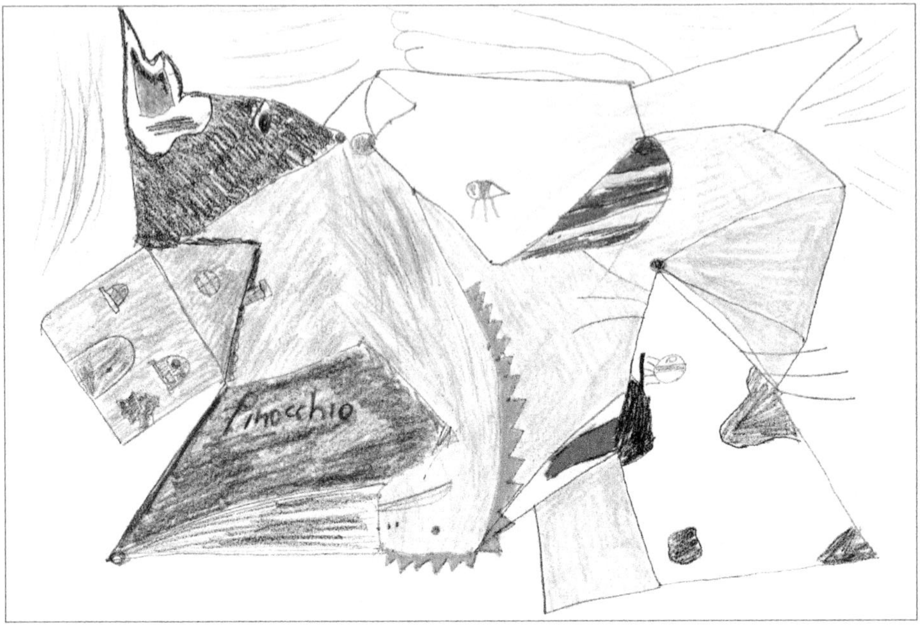

Figura 21. Piero, 9 anni e 7 mesi, *Amicizia 1*.

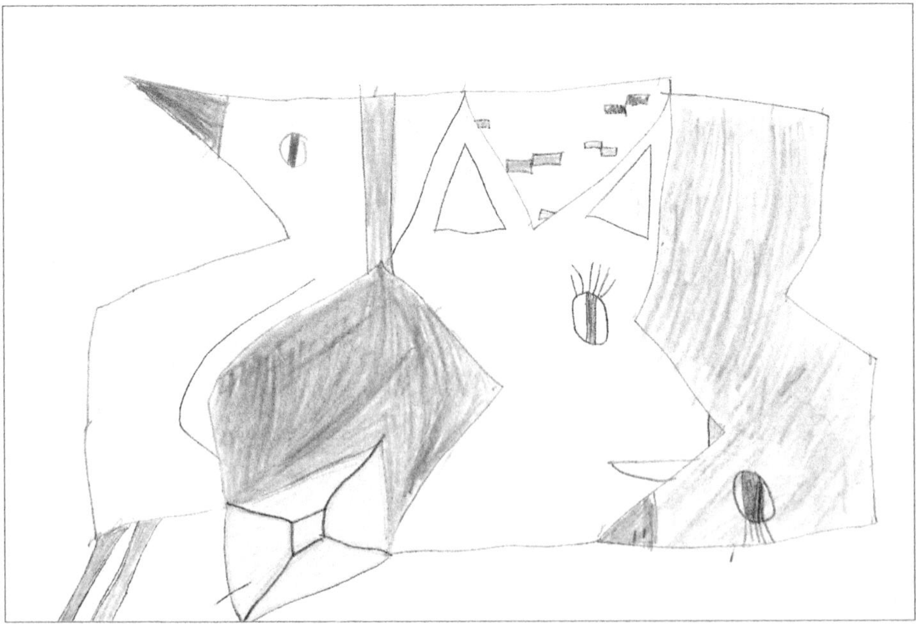

Figura 22. Piero, 10 anni, *Amicizia 2*.

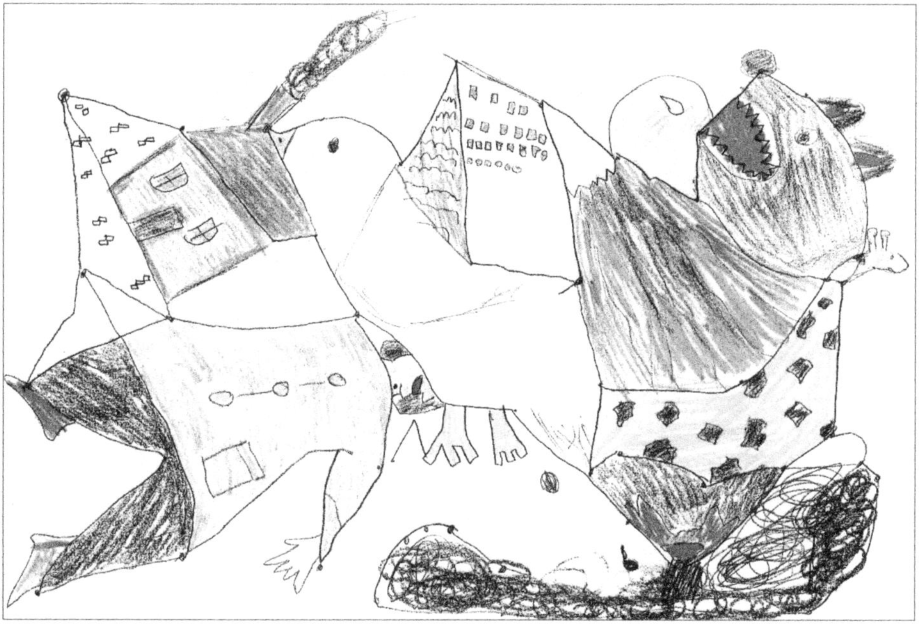

Figura 23. Piero, 10 anni e 10 mesi, *Amicizia 3.*

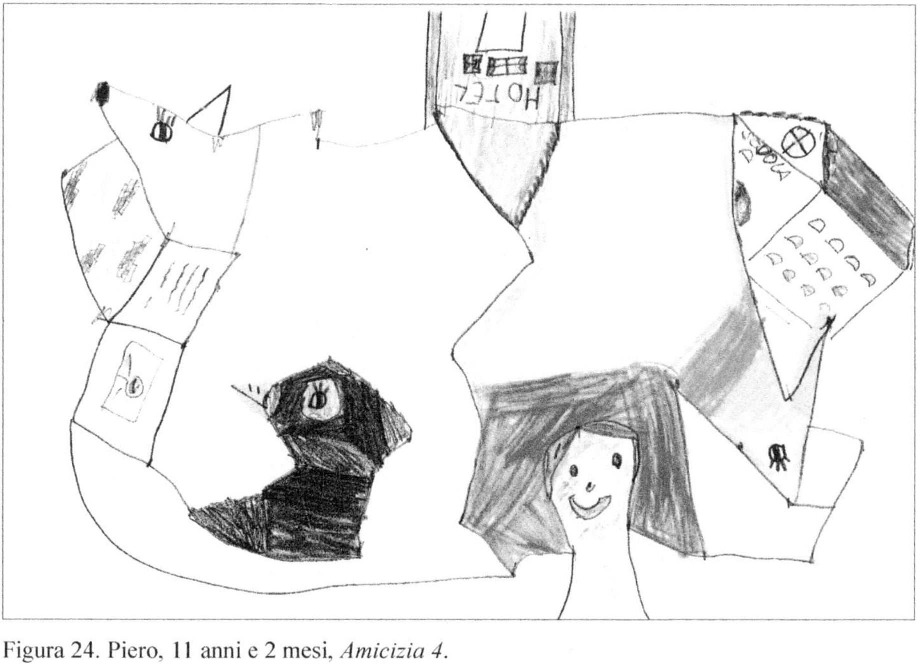

Figura 24. Piero, 11 anni e 2 mesi, *Amicizia 4.*

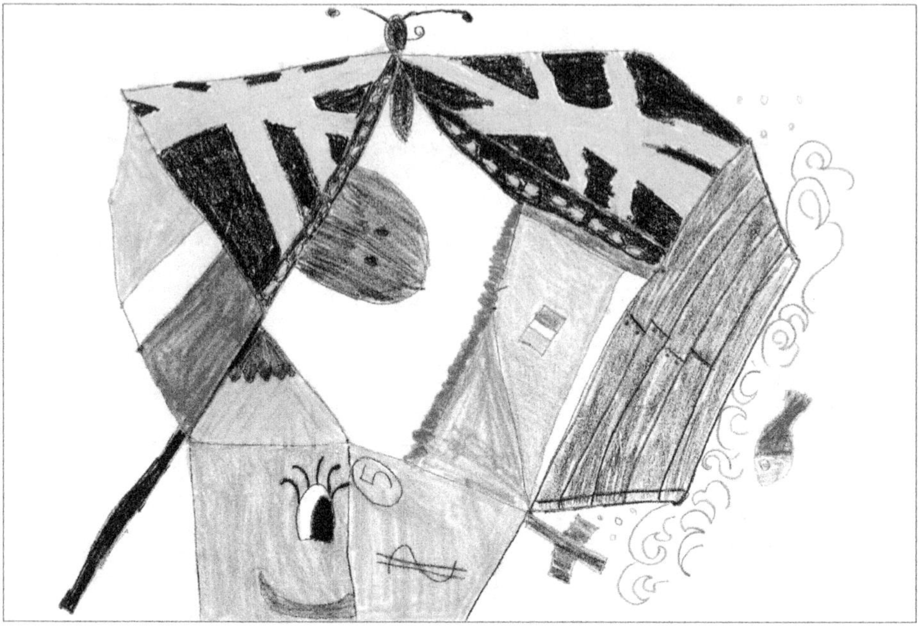

Figura 25. Piero, 12 anni, *Amicizia 5*.

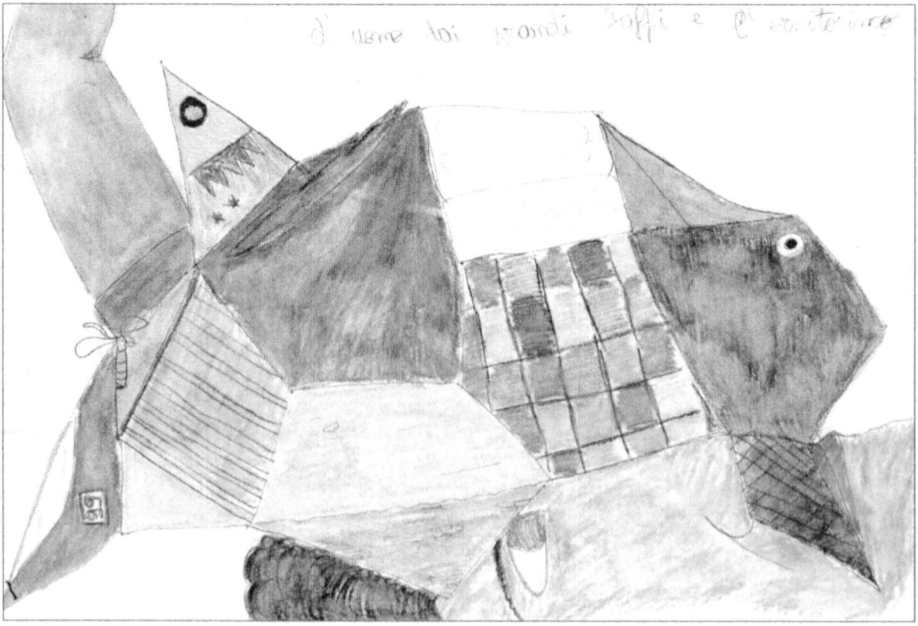

Figura 26. Sergio, 12 anni, *L'uomo dai grandi baffi e l'ornitorinco*.

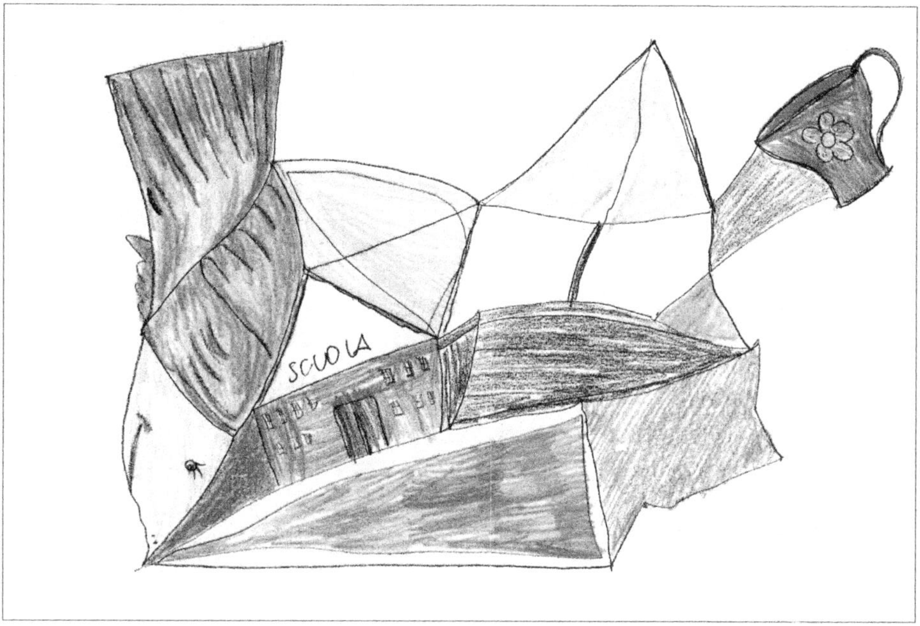

Figura 27. Valerio, 7 anni e 2 mesi, *Amici felici e contenti*.

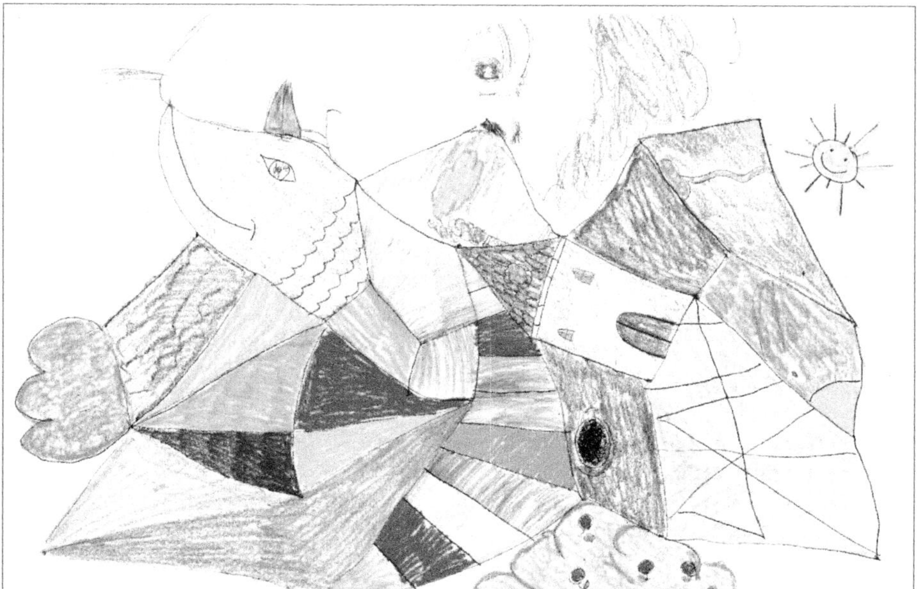

Figura 28. Valerio e la madre, *Il pappagallo scappato*.

Bibliografia

Apuleio, *Metamorfosi*. Milano, Mondadori, 2006.

Arato di Soli, *I fenomeni ed i pronostici*. Carmagnola, Edizioni Arktos, 1984.

Baranger, W., Baranger, M., *La situazione psicoanalitica come campo bipersonale*. Milano, Raffaello Cortina Editore, 2011.

Benveniste, E., *Problemi di linguistica generale*. Milano, Saggiatore, 1971.

Bion, W.R., (1962a), *Apprendere dall'esperienza*. Roma, Armando Editore, 2009.

Brafman, A.H., *Sciogliere il nodo. Colloqui terapeutici con bambini e genitori*. Roma, Magi Edizioni, 2005.

Breton, A., (1924), *Il Manifesto del Surrealismo*. In *Manifesti del Surrealismo*. Torino, Einaudi, 2003.

Bruner, J., (1986), *La mente a più dimensioni*. Bari, Laterza, 2005.

Bruner, J., (1990), *La ricerca del significato*. Torino, Bollati Boringhieri, 1992.

Calvino, I., *Le città invisibili*. Torino, Einaudi, 1972.

Chiarini, G., *I cieli del mito. Letteratura e cosmo da Omero a Ovidio*. Editore Diabasis, 2005.

Corman, L., (1964), *Il disegno della famiglia: test per bambini*. Torino, Bollati Boringhieri, 1970.

Eratostene, *Epitome dei Catasterismi. Origine delle costellazioni e disposizione delle stelle*. Pisa, Edizioni ETS, 2010.

Ferenczi, S., (1932), *Diario clinico*. Milano, Raffaello Cortina Editore, 1988.

Ferro, A., *La tecnica nella psicoanalisi infantile. Il bambino e l'analista: dalla relazione al campo emotivo*. Milano, Raffaello Cortina Editore, 1992.

Ferro, A., Civitarese, G., *Il campo analitico e le sue trasformazioni*. Milano, Raffaello Cortina Editore, 2015.

Fonagy, P., Target, M., *Attaccamento e funzione riflessiva*. Milano, Raffaello Cortina Editore, 2001.

Forster, E.M., *Aspetti del romanzo*. Milano, Garzanti, 2000.
Fox, R., Lo sviluppo del pensiero narrativo nell'infanzia. In *Il Sé come testo. Costruzione delle storie e sviluppo della persona* (a cura di Andrea Smorti). Firenze, Giunti, 1997.
Freud, S., *Studi sull'isteria e altri scritti (1886-1895). Opere, Volume 1*.Torino, Bollati Boringhieri, 1989.
Freud, S., *Lettere a Wilhelm Fliess (1887-1904)*. Torino, Bollati Boringhieri, 2008.
Freud, S., (1896), *Etiologia dell'isteria*. In *Opere, Volume 2: Progetto di una psicologia e altri scritti (1892-1899)*. Torino, Bollati Boringhieri, 2002.
Freud, S., (1908), *Casi clinici*. In *Opere, Volume 4: Il piccolo Hans*. Torino, Bollati Boringhieri, 1985.
Freud, S., (1920), *Al di là del principio di piacere*. In *Opere, Volume 9: L'Io e l'Es e altri scritti (1917-1923)*. Torino, Bollati Boringhieri, 1987.
Hillman, J., (1972), *Il mito dell'analisi*. Milano, Adelphi, 2012.
Hillman, J., (1975), *Re-visione della psicologia*. Milano, Adelphi, 1992.
Hillman, J., (1983), *Le storie che curano. Freud, Jung, Adler*. Milano, Raffaello Cortina Editore, 1984.
Igino, *Mitologia astrale*. Milano, Adelphi, 2009.
Jones, E., (1916), *Teoria del simbolismo. Scritti sulla sessualità femminile*. Roma, Astrolabio Ubaldini Edizioni, 1972.
Köhler, W., (1929), *La psicologia della Gestalt*. Milano, Feltrinelli, 1989.
Klein, M., (1946), Note su alcuni meccanismi schizoidi. In *Scritti: 1921-1958*. Torino, Bollati Boringhieri, 2006.
Klein, M., (1957), *Invidia e gratitudine*. Firenze, Giunti Editore, 2012.
Klein, M., (1961), *Analisi di un bambino*. Torino, Bollati Boringhieri, 1971.
Levorato, M. C., *Racconti, storie, narrazioni*. Bologna, Il Mulino, 1988.
Luquet, G.H. (1927), *Il disegno infantile*. Roma, Armando Editore, 1969.
Luquet, P., (1995), Introduzione allo studio psicoanalitico del bello. In *Il disegno nel lavoro psicoanalitico con il bambino*. Roma, Edizioni Borla, 1996.
Manilio Marco, *Astronomicon*. Carmagnola, Edizioni Arktos, 1995.
Manilio Marco, *Il poema degli astri*. Milano, Mondadori, 2001.
Manzano J., Palacio Espasa F., Zilkha N., *Scenari della genitorialità. La consultazione genitori-bambino*. Milano, Raffaello Cortina Editore, 2001.
McKeough, A., Lo sviluppo della conoscenza narrativa nell'infanzia e nell'adolescenza. In *Il Sé come testo. Costruzione delle storie e sviluppo della persona* (a cura di Andrea Smorti). Firenze, Giunti, 1997.

Ogden, T., *L'identificazione proiettiva e la tecnica psicoterapeutica*. Roma, Astrolabio Ubaldini Edizioni, 1994.

Ogden, T., *Rêverie e interpretazione*. Roma, Astrolabio Ubaldini Edizioni, 1999.

Ogden, T., *Conversazioni al confine del sogno*. Roma, Astrolabio Ubaldini Edizioni, 2003.

Oliverio Ferraris, A., *Il significato del disegno infantile*. Torino, Bollati Boringhieri, 2012.

Ovidio, *Metamorfosi*. Torino, Einaudi, 2015.

Palacio Espasa, F., *Psicoterapia con i bambini*. Milano, Raffaello Cortina Editore, 1995.

Polster, E., *Ogni vita merita un romanzo. Quando raccontarsi è terapia*. Astrolabio Ubaldini Edizioni, 1988.

Propp, V.J., (1928), *Morfologia della fiaba*. Torino, Einaudi, 2000.

Ribola, D., *L'Orso e i suoi simboli*. Roma, Edizioni Magi, 2013.

Schwarz, A., *Max Ernst e i suoi amici surrealisti (Catalogo della mostra "Museo del Corso, 25 luglio – 3 novembre 2002)*. Roma, Mazzotta, 2002.

Truffaut, F., *Gli anni in tasca (sceneggiatura romanzata)*. Roma, Armando Editore, 1978.

Vallino, D., *Raccontami una storia. Dalla consultazione all'analisi dei bambini*. Edizioni Borla, Roma, 1998.

Vallino, D., *Fare psicoanalisi con genitori e bambini*. Edizioni Borla, Roma, 2009.

White, M., *La terapia come narrazione. Proposte cliniche*. Astrolabio Ubaldini Edizioni, 1992.

Winnicott, D.W., (1958), *Dalla pediatria alla psicoanalisi*. Firenze, Psycho – Martinelli, 2001.

Winnicott, D.W., (1963), La paura del crollo. In *Esplorazioni psicoanalitiche*. Milano, Raffaello Cortina Editore, 1995.

Winnicott, D.W., (1965), *Sviluppo affettivo e ambiente*. Roma, Armando Editore, 2013.

Winnicott, D.W., (1969), *La famiglia e lo sviluppo dell'individuo*. Roma, Armando Editore (1992).

Winnicott, D.W. (1969), L'esperienza di mutualità tra madre e bambino. In *Esplorazioni psicoanalitiche*. Milano, Raffaello Cortina Editore, 1995.

Winnicott, D.W., (1971a), *Colloqui terapeutici con i bambini. Interpretazione di 300 scarabocchi*. Roma, Armando Editore, 2015.

Winnicott, D.W., (1971b), *Gioco e realtà*. Roma, Armando Editore (2004).

Made in the USA
Monee, IL
04 November 2026

67386631R00108